美脚のしくみ

脚が細く長くなる股関節の整え方

整体エステ「GAIA」主宰
南　雅子

青春新書
PLAYBOOKS

はじめに

脚の長さは生まれつき変わらないと思っていませんか？

まだまだ多くの人が、ご自分の脚がもっと美しく長くなれることに気がついていません。

しかし、あきらめてしまうのは残念なことです。脚は美しさだけでなく、若さと健康にも深い関係があるのです。

近年の研究にはめざましいものがありますが、30年前はリラクゼーション効果を求める場合が多く、結果を出してもすぐリバウンドしてしまうことに、私は納得できませんでした。そこで〝リバウンドしない美容法〟を真剣に考えるようになりました。

それは人体のしくみを根本から探り、結果を分析して原因を突き止めることでした。

そして、見いだしたのが、脚は大人になっても長く、形よくなるという事実です。

ほとんどの人が、関節がズレて歪《ゆが》むことで、本来の脚より太く短く変形してしまっているだけなのです。骨が曲がっているわけではありません。

脚の長さをつくり出す決め手は、上半身と下半身の脚をつなぐ体の要「股関節《こかんせつ》」にあります。股関節がズレ、太ももの大腿骨《だいたいこつ》が斜めになっているのが、脚を短くさせている原因です。

本書では、脚の股関節に着目し、さらにひざ関節、足首関節、足関節がどのようにズレて歪んでいくのか？　というしくみをわかりやすく説明するとともに、歪みを直して脚を長く細く整える方法を紹介しています。いままでの美脚づくりの常識を覆《くつがえ》す一冊です。

「若く」「美しく」「健康な」ボディづくり（ガイアメソッド）を研究し続けられる原動力は、たくさんの方に出会い、その方の悩みを理解し解決することの面白さと、その方の喜ぶ笑顔です。わざわざ訪ねてくださる方々のおかげで、詳細な理論と結果の出る方法を見いだし続けることができています。誰でも魅力的なボディを手に入れられる。人体の不思議さを実感しながら、40年以上になりました。

その研究の成果を、体感し喜んでいただけたらこれ以上の幸いはありません。

整体エステ「ＧＡＩＡ」南　雅子

美脚のしくみ ―脚が細く長くなる股関節の整え方― *Contents*

はじめに 3

序章
あなたの脚はもっと細い、もっと長い

むしろ美脚になれない人のほうが少ないのです 12
そもそも脚の形は生まれつきではありません 13
なぜマッサージでは脚は細くならないのか 15
なぜマラソンや筋トレでは脚は細くならないのか 17
40年の研究でわかった美脚のしくみ 19
だから「股関節」を整えなさい 20
美脚美人に誰もがなれる！ 22

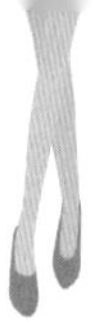

1章 美脚のしくみ――正しい股関節が美脚をつくる

美脚になりたかったら〝股関節〟から攻めなさい　24
じつは骨盤よりも重要です　26
ひざが伸びれば脚が長くなる　29
足首が締まれば脚が細くなる　31
なぜ太ももが太くなるのか　34
なぜふくらはぎが太くなるのか　36
O脚は直る。20年間実証してきた事実です　38
美脚をつくるには「足の甲」も大事です　41
足は第二の心臓といわれる理由　43
関節は「回す」「曲げる」「振る」とほぐれる　45
脚のむくみも冷えも関節づまりが原因　48
脚とお尻を引き上げる「抗重力筋」とは？　50

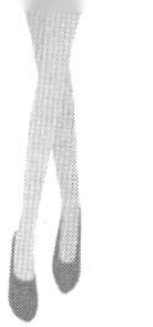

そもそも股関節はもっとも進化した関節です 53
股関節が歪めば、肩関節も歪む 54
脚を見れば、体のすべてがわかる 56

2章 美脚になれば、すべてが変わる

ウエストが細くなるのは当然です 60
バストがAカップからDカップに！ 62
二の腕の余分なお肉がバストに収まる理由 64
小顔は脚力でつくられる 67
美脚になれば、色白になる 70
股関節が整えば、ホルモンが整う 71
肩こり・腰痛は、脚から直すのが正解です 73
便秘・生理痛が解消された人もたくさんいます 74

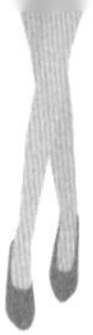

むくみ・冷えがとれてぽかぽかの体に　76
外反母趾、扁平足…足の悩みもすべて解決します　77
軽やかで優雅なしぐさが手に入る　79
目力・笑顔・美声の決め手は脚うらの筋肉です　80
だからあなたの魅力がもっと引き出される　82

3章
美脚のつくり方――関節から整える

【股関節をほぐす】
①コロンコロン体操　96 ／ ②お尻歩き　99
【股関節を整える】
③股関節ストレッチ　104 ／ ④うつぶせひざ回し　108 ／ ⑤お尻たたき　113
【ひざ関節を整える】
⑥ひざ裏たたき　117

【足首関節を整える】
⑦足首矯正ストレッチ　122
【肩関節を整える】
⑧ひじ回し　132　／　⑨肩関節ストレッチ　138
【椎関節を整える】
⑩椎関節ストレッチ　143
【脚のこりをほぐす】
⑪脚すりすり体操　149

4章
美脚の習慣――歪みグセをなくす

毎日の習慣でもっと美脚になる！　156
スマホ・居眠り・デスクワーク…に要注意　164
美脚をつくる靴の選び方　165

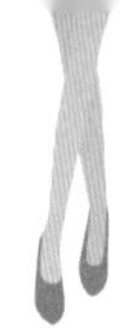

美脚をつくる睡眠法　169
にっこり笑顔が美脚に導く　170
腕に力を入れない、頑張りすぎない　172
指を回す、首を回すと美脚になる　173
美脚をつくるマッサージ　177

5章
美脚になった体験談——人生が変わった!

撮影……石田健一
モデル……上原史子
本文イラスト……坂木浩子
デザイン……青木佐和子
図版……ハッシィ
企画協力……菅野綾子
衣装協力……ミカランセ

序章
あなたの脚はもっと細い、もっと長い

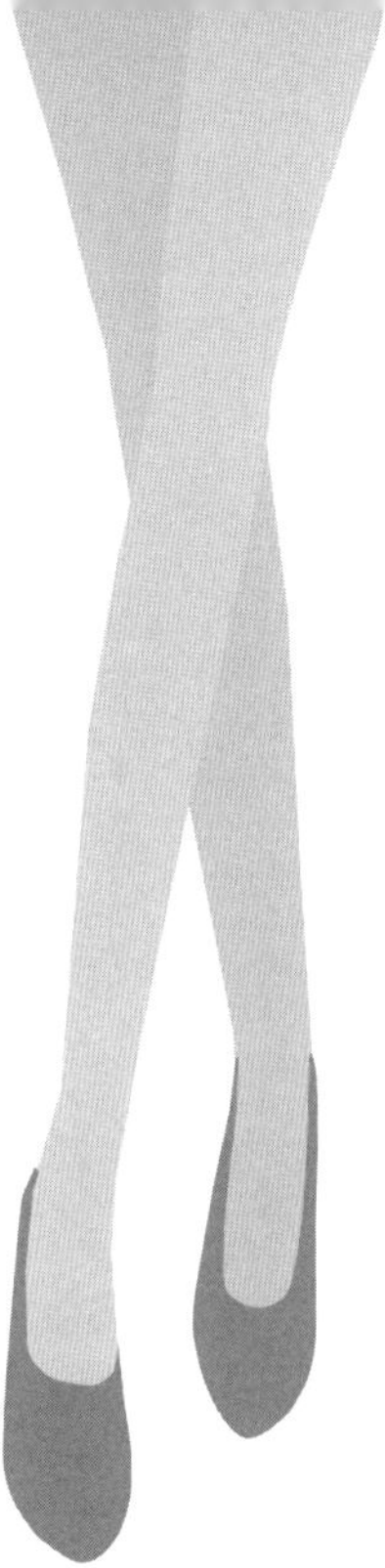

✦むしろ美脚になれない人のほうが少ないのです

「生まれつきO脚だから、今からまっすぐにするなんて無理でしょ……」

「脚だけは昔から太かったたし、これ以上細くなるわけがないよね……」

きっとこんなふうにあきらめて、一生を過ごす人が多いのではないでしょうか？

でも、あきらめながらもきっと憧れているはずです。キュッと引き締まった魅力的な足首やふくらはぎ、太ももまで自信たっぷりに出せる長くて形のいい脚……。

断言しましょう。そのあこがれの脚をあなたも手に入れることができます。

みなさんは気づいていないのです。誰もが美脚になれるということに。

本書では、なぜ美脚になれるのか、そしてどう美脚にしていくのか、丁寧にわかりやすく解説していきます。

いままで誰も語ってこなかった「美脚のしくみ」と「美脚のつくり方」を、どうぞ変化していく自分を想像して楽しみながら、お読みいただけたらと思います。

そもそも脚の形は生まれつきではありません

そもそも、まっすぐの脚で産道を通ってくる人はいません。生まれたすぐの赤ちゃんの体は、関節や筋肉がやわらかく、丸い形に丸まって出てきます。そして、少しずつ関節が正しい位置に移動し、ハイハイの四つ足歩行から直立歩行に変わっていきます。

つまり、みんな赤ちゃんのときは関節がずれて曲がっているわけで、ここに生まれながらの差はないのです。

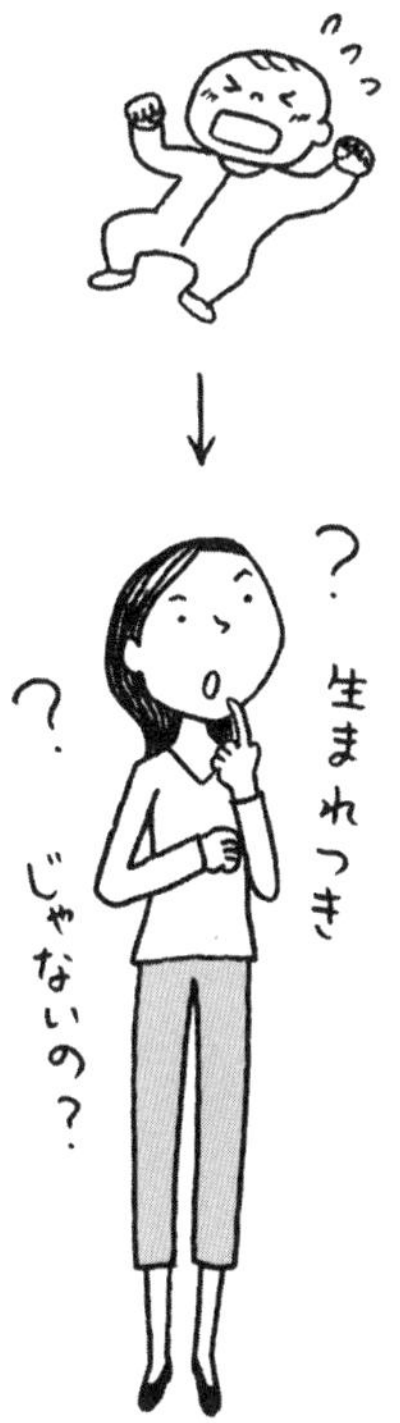

だとしたらなぜ大人になって脚の形に差が出てしまうのか。

それは、日々の間違った姿勢や歩き方のクセで、少しずつ少しずつ、曲がったり、太くなってしまうせいです。

といっても、骨自体が曲がっているわけではありません。よく、「私は骨が曲がっているから……」と思われる方が多いのですが、そもそも骨自体が曲がるということはまずありえません。骨が曲がっているのではなく、日々の生活習慣で股関節やひざ関節、足首関節がズレたり、回転したり、動いてしまっているだけ。

そしてそこに、これ以上歪ませまいと防御の力が働いて、ムダな硬い筋肉が発達し、脚が歪んで太くなってしまうのです。

脚の形を左右するのは、すべて関節のズレが原因。だからこそ、その関節の歪みを正すことで、あなたの脚はもっと細く、長くなるのです。

O脚の方もそうです。〝絶対に直らない〟という認識は、いますぐ捨ててください。むしろ、関節のズレが大きいほど、脚が細く長くなる可能性は高いといえるのです。

本書では、関節を整え筋肉をほぐし骨を誘導することで、何歳になっても細くて長い脚を手に入れることができるエクササイズをご紹介しています。

股関節やひざ関節、足首関節を正しくさせ、脚の歪みを直すことは、ボディバランスのとれた美しく健康な体づくりの要となるのです。

なぜマッサージでは脚は細くならないのか

「マッサージに行っても、ちっとも脚が細くならなかった！」

「骨盤矯正でよくなったけど、またリバウンドしてしまった……」

……という話をよく聞きます。なぜなのでしょうか？

脚や足の冷えやむくみ・静脈瘤《じょうみゃくりゅう》、肌のかさつき、足のトラブルの原因は、すべて関節の歪み・ズレ・つまりによって筋肉がねじれ、血液・リンパ・神経・ホルモンの本来の働きをさまたげていることにあります。

美脚サロンのマッサージは、この滞った血流やリンパを流すだけの施術がほとんどで、その根本的な原因までは取り除けていません。

ですから、リラックス効果や一時的な細さを得て脳を安心させることはできても、再び元に戻って、結局リバウンドしてしまうのです。

流行りの骨盤矯正の場合はどうでしょう。骨盤矯正はたしかに、骨盤の歪みを正しい位置に戻すことができるかもしれません。しかし、そのときいくら歪みを矯正しても、間違った姿勢や歩き方のクセが直らなければ、これもまた元に戻ってしまいます。

私は、自宅でも自分で簡単に行えるストレッチやエクササイズを重視しています。自力でできる方法で日々の習慣から直していくから、リバウンドしにくいのです。

また、どうして自分の脚が曲がってしまうのか、太くなってしまうのか、美脚のしくみまでしっかりご理解いただきます。じつは「美脚」をつくるために、メカニズムを知るということが一番重要かもしれません。

なぜなら、歪みのメカニズムがわかると、ちょっとした日常生活のクセに気づけるようになり、歪みにくい体ができあがってくるからです。

サロンでリラックス効果や安心感を得ることもいいとは思います。けれど、美脚を手に入れるためには、脚が太るメカニズムを知って、日常生活のクセを見直し、自力のエクササイズを続けることが何よりも大切なのです。

なぜマラソンや筋トレでは脚は細くならないのか

どうしても脚を細くしたい！　スタイルがよくなりたい！　と思うばかりに、マラソンや筋トレにチャレンジする方も多くいらっしゃいます。

私のサロンに訪れる生徒さんもそう。やりすぎ、努力しすぎの方がじつにたくさんいらっしゃいます。

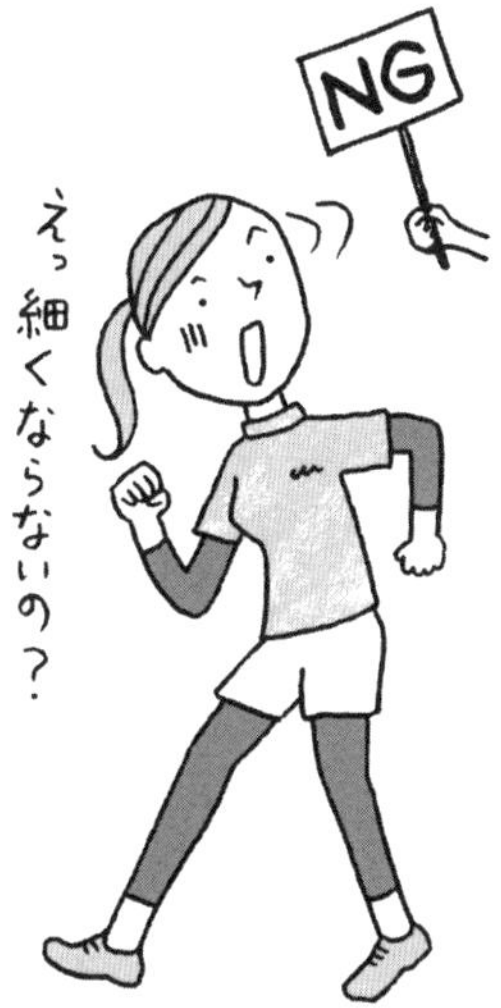

ですが、マラソンや筋トレなど、頑張る運動は逆効果になる場合がほとんど。まして、仕事で全身疲れていたり、お食事をしすぎたりお酒を飲みすぎた後に、カロリーを消費しなければと無理に走ったり、激しく体を動かすのは絶対にＮＧです。

動物は疲れたら休みます。食べた後も休みます。人間だけが、働きすぎ、食べすぎの後で、歩く、走るなどの努力をしています。

疲れて筋肉が下がっているのに、まだ胃腸がさかんに働いているのに、無理をしてしまうと、股関節、ひざ関節、足関節に負荷をかけてしまいます。

目的の効果を出すどころか筋肉が関節まわりに硬く補強され、可動域が悪くなり、循環を妨げ、セルライトを増やし、逆効果になってしまうのです。最悪の場合、痛みまで発症させている人がいるのが実情です。

体力と根性をつけるためにマラソンや筋トレをするのはいいことです。でも、脚を細くしたい！　まっすぐにしたい！　と思うのであれば、頑張る運動は封印してください。ストレッチやエクササイズでじんわり関節にアプローチして、硬く強張った筋肉をほぐし、ずれた骨を正しい位置に誘導する。これが、美脚への近道なのです。

40年の研究でわかった美脚のしくみ

私は美容家として、約40年間、美脚の研究を続けています。

ですが、この仕事をはじめてから最初の20年間は、脚をどうマッサージしてもリバウンドを繰り返すばかりで、なかなか思うような結果が得られなかったのです。

毎日、どうしたらリバウンドしないか、そればかりを考えていました。そして約20年前、長年の研究のなかで見いだしたのが、骨の位置を誘導して〝全身を直す〟ということでした。

美脚にしたいからといって、脚ばかり触っていてもダメなのです。骨と筋肉はすべて連動しています。脚をまっすぐ美しくするためには、背骨や肩甲骨など、上半身の骨も正しい位置に誘導することが大事なのです。

一見、美脚とは何の関係もないように見えますが、前首《まえくび》、前肩《まえかた》、猫背など、全身をトータルで整えていかないと、結局はリバウンドしてしまい、一生モノの美脚は手に入りません。
そのため、本書には、脚だけでなく、肩甲骨などにアプローチするエクササイズもご紹介しています。美脚のしくみをよく理解して、このエクササイズを習慣化させれば、必ず一生モノの美脚が手に入りますよ！

✦ だから「股関節」を整えなさい

「股関節って、歳とったら痛くなったりするところだよね？」

きっとこんなふうに思う人も少なくはないでしょう。股関節って、健康とか若返りには重要そうだけど、「美」にも関係あるの？　と。ところが、老齢の人だけではなく、若い人にも、すべての人にとって股関節ほど「美」を左右する関節はないのです。

股関節は下半身と上半身をつなぐ体の要となる部分。3階建ての木造の家にたとえると、1階の柱が脚で股関節はいわゆる1階の柱と2階とのつなぎ目にあたります。

この股関節がズレたり歪んだりしていると、1階の柱も動き、2階、3階も動いて歪んだ家になってしまいますよね。

そう、股関節は直立で立つ人間にとって、全身の体の形を決めるもっとも重要な部位。上半身の重みや歪みが股関節を通して2本の脚に伝えられるため、股関節が歪むと、脚の歪みや下半身太りにつながってくるのです。

ですから、股関節のズレを正し、下半身を正しく強化することが重要です。そしてそれが上半身のボディバランスにも深く関わってくるのです。

本書では、股関節について詳しく説明していきます。股関節の働きを深く理解することで、全身のしくみまで正しく知ることができ、美脚への手助けとなるでしょう。

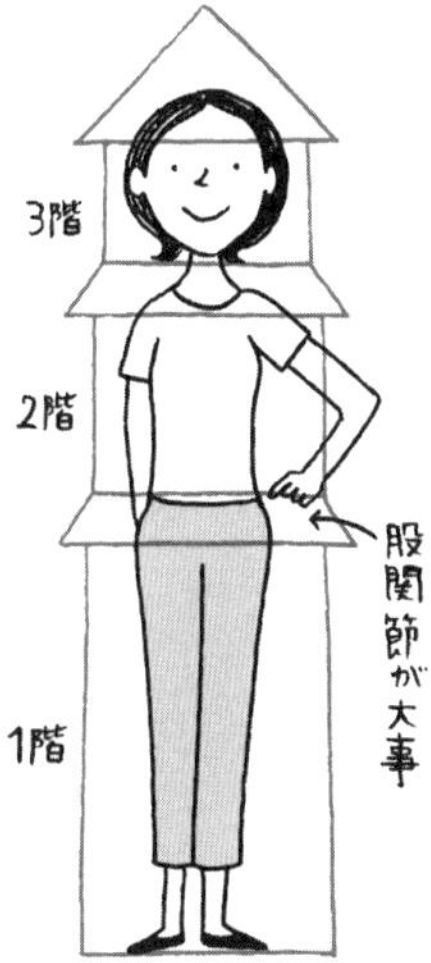

✦美脚美人に誰もがなれる！

人間の骨格というのは、もともと8頭身になるようにできています。

しかし、関節がズレたり、筋肉がねじれることによって、O脚や猫背などの症状を招き、8頭身とはほど遠い体に見えてしまうのです。そう、誰もが魅力的な8頭身になれる可能性を秘めているのに、その可能性を閉ざしてしまっているのです。

私のサロンの生徒さんには、これから紹介する方法で、自分の魅力を開花された方がたくさんいらっしゃいます。2カ月で太ももが68センチから52センチになった方、1週間でウエストが9・5センチ細くなった方。なかには、40歳で私のサロンのコースを受け、68歳になった今でもきれいな美脚をキープされている方まで。美しくなられるにつれ、みなさんの表情が輝いていく様子は、美容家としてうれしいものです。

ですからみなさんにも、本書の方法を実践してまっすぐに伸びる細くて長い脚はもちろん、8頭身の美しい体まで手に入れてほしい。そのお手伝いができたら本望です。

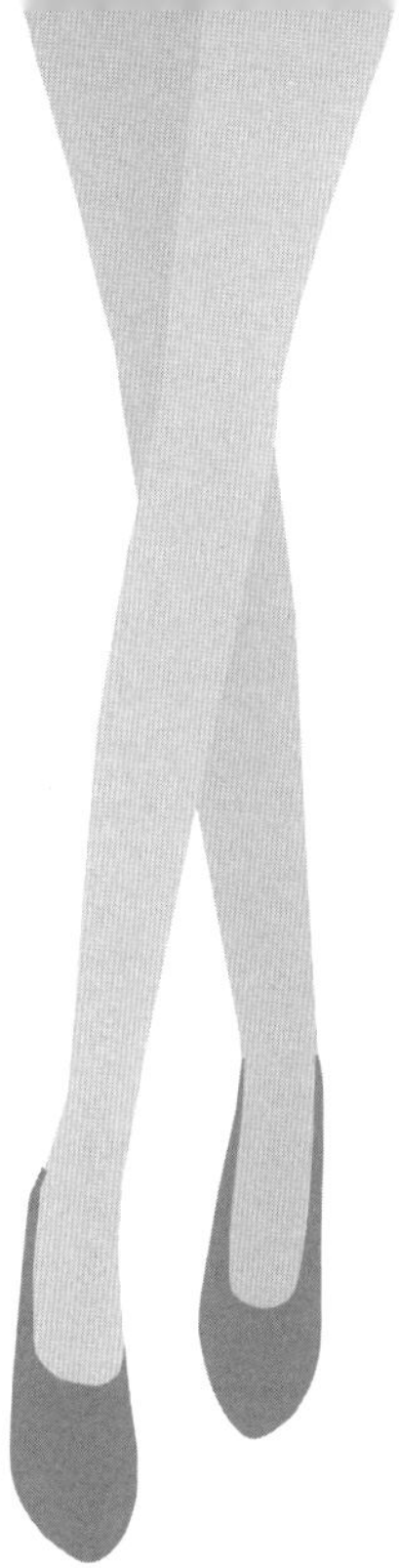

1章

美脚のしくみ ——正しい股関節が美脚をつくる

✦美脚になりたかったら〝股関節〟から攻めなさい

美脚になるためにサロンに通ったりマッサージをしたり……。いろいろと努力しても変わらなかった人は、足首やふくらはぎ、太ももを気にするのではなく、股関節の歪みやズレ、股関節まわりの筋肉のねじれに注目してみましょう。

美脚づくりは、正しい股関節調整からはじまります。まず美脚づくりのしくみを理解していただくために、股関節の重要な役割から説明していきましょう。

股関節は骨盤《こつばん》から上の上半身と2本の脚をつなぐ関節で、人体の要となる部位です。

［股関節とは？］

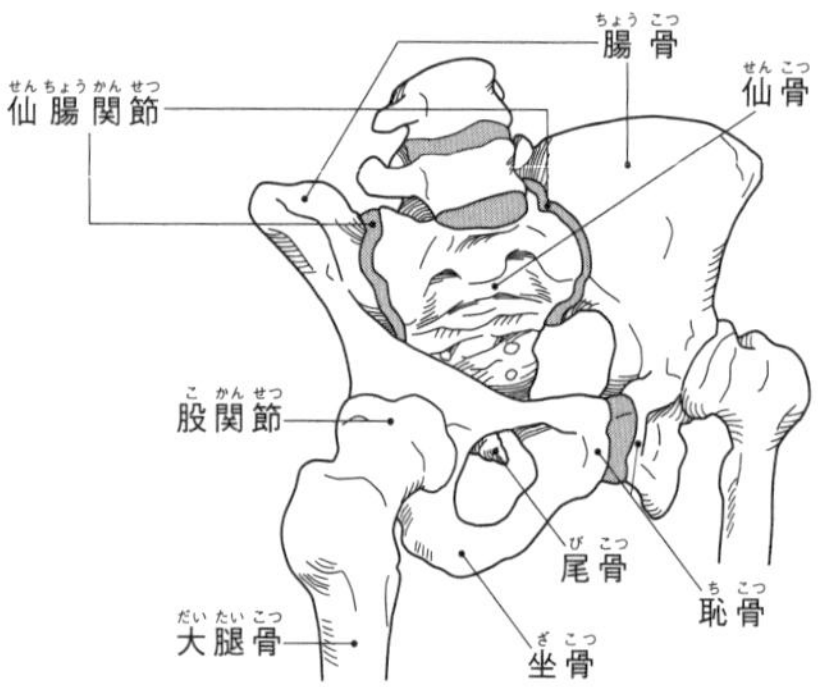

あなたの股関節は柔軟ですか？　座って開脚できますか？　股関節まわりが硬く太く変形していませんか？

人体は、骨盤の仙腸関節《せんちょうかんせつ》で背骨をいったん支え、2本の脚の付け根の股関節でほとんどの体重を支えています。負荷がダイレクトにかかってくるため、股関節は関節のなかでももっとも歪みやすい部分といえます。

股関節がつまったり、横ズレがおきると、まわりの筋肉は歪んでねじれ、大腿骨の位置にも影響し太ももが変形してきます。

そして、ひざ関節、足首関節、足の関節に次々と影響し、連動している筋肉の形を変え、血行やリンパの流れを悪くさせ、

［股関節とひざ関節と足首関節］

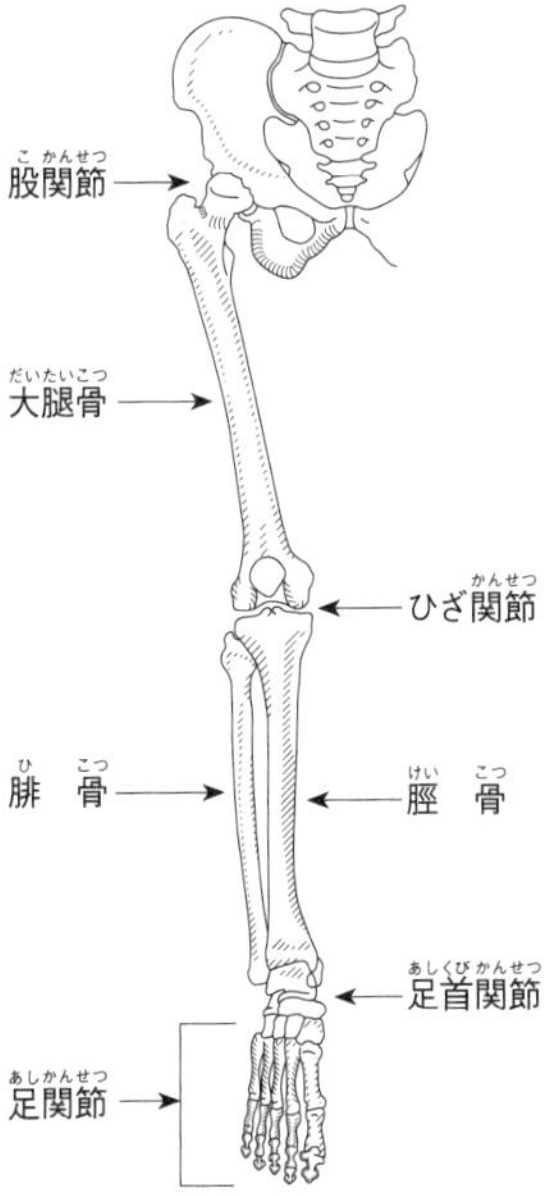

脚太りがはじまっていくのです。

その歪んだ脚に腰から上の上半身の重みがかかってくるのですから、体重が重い人ほど脚の変形や脚太りが起こる理由がわかっていただけると思います。

股関節が正しく左右のバランスがいい人は体幹の中心軸もしっかりしているため、左右前後のブレもなく全身の代謝もよく、太りにくい体質ができあがります。

正しい股関節に整えることは、すらりとした脚が手に入るだけではなく、バランスのいい美しく健康な姿勢づくりに直結するのです。

ですからすらりと伸びた理想的な脚にするためには、まずは股関節からということなのです。

じつは骨盤よりも重要です

骨盤の歪みについては、テレビや雑誌などで頻繁に取り上げられ、知られつつありますが、じつは股関節がズレることによって骨盤の歪みが起きているって、知ってい

[股関節に重みがかかると…]

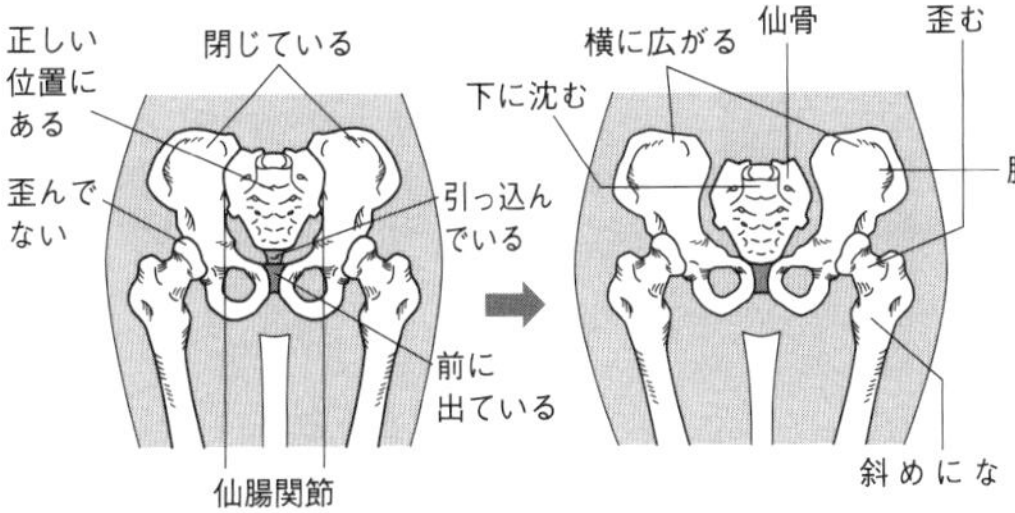

ましたか？

股関節がズレると2本の脚で支えている骨盤も前後左右上下に歪んでしまいます。

骨盤は、24ページの図を見ていただくとわかるように、1つの骨ではなく中央にある仙骨《せんこつ》、その下の尾骨《びこつ》、仙骨の両側にある蝶の羽のような腸骨《ちょうこつ》と坐骨《ざこつ》、中央前にある恥骨《ちこつ》の5つの骨でできあがっています。

仙骨と腸骨の間にあるのが仙腸関節という関節で、背骨を支え上半身の重みを支えています。そして、約5〜6キログラムもある頭蓋骨《ずがいこつ》をはじめ、背骨に付随するさまざまな骨や筋肉の重みに加えて、お尻から上の筋肉や骨盤までの重みを支えているのが股関節です。

上からの重みがかかることによって、仙骨と腸骨のあいだの仙腸関節が下にズレ、そしてズレながら横に広がると、股関節も連動して横にズレ広がってしまいます。

股関節の負担が増えると、関節づまりが起きたり、股関節まわりの筋肉が硬くなったりして、股関節の柔軟さがなくなってしまいます。

また、下にある2本の脚にも影響がおよび、脚が左右上下にズレたり、太さがアンバランスになったりします。これがさらに股関節をズレさせ骨盤を歪ませるという負のスパイラルを招くのです。

重要なのは股関節を正すことです。股関節は、もっとも簡単に自分でアプローチできる関節だからです。

カイロプラクティックや整体の施術で仙腸関節にアプローチする方法もありますが、自分で調整することは簡単ではありません。また、仙腸関節はデリケートな部分でもあります。

ですから骨盤にアプローチしたり、骨盤の仙腸関節にアプローチするのではなく、股関節をやわらかく正しくさせることが、もっとも早く脚の歪みが直る方法であり、骨盤美人への近道といえるのです。

ひざが伸びれば脚が長くなる

「若く」「美しく」「健康な」体づくりとは？　と考えたとき、その逆の体をイメージして分析してみました。

すると、「膝が曲がっている」「腰が曲がっている」「首が曲がっている」のが3大特徴でした。老けて見える要因はこの3カ所です。この部分が曲がっている人は必ず

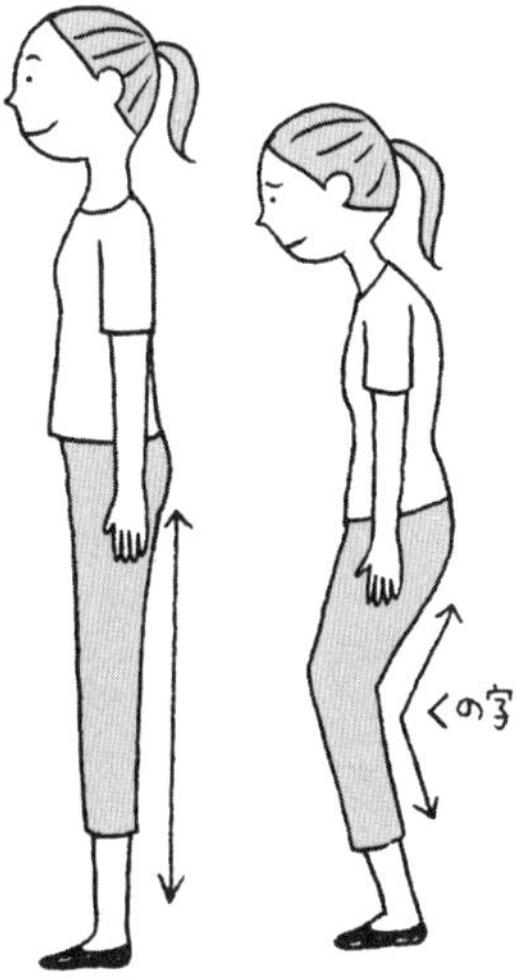

身長が短くなっており、関節がつまって老けた印象になります。

また美しさの点でも、「ひざ曲がり」「腰曲がり」「首曲がり」の姿勢の悪い人を美しいと感じる人は少ないでしょう。若くてもこの3つの特徴がある人は、姿勢が悪く、首や肩が前に出る前首、前肩、猫背、骨盤の前傾による腰太り、出《で》っ尻《じり》ぎみに加えて、脚も歪んで太くなりやすくなっています。

健康面でも、背骨のS字カーブが深くなることで、肩こり、首こり、背骨の歪みによる内臓疾患、腰痛、ひざ痛、足のトラブルなど全身の不調の要因になります。

そしてなによりも、「ひざ曲がり」「腰曲がり」「首曲がり」によって脚が短くなります。脚を長くするためには、

［ひざが曲がると…］

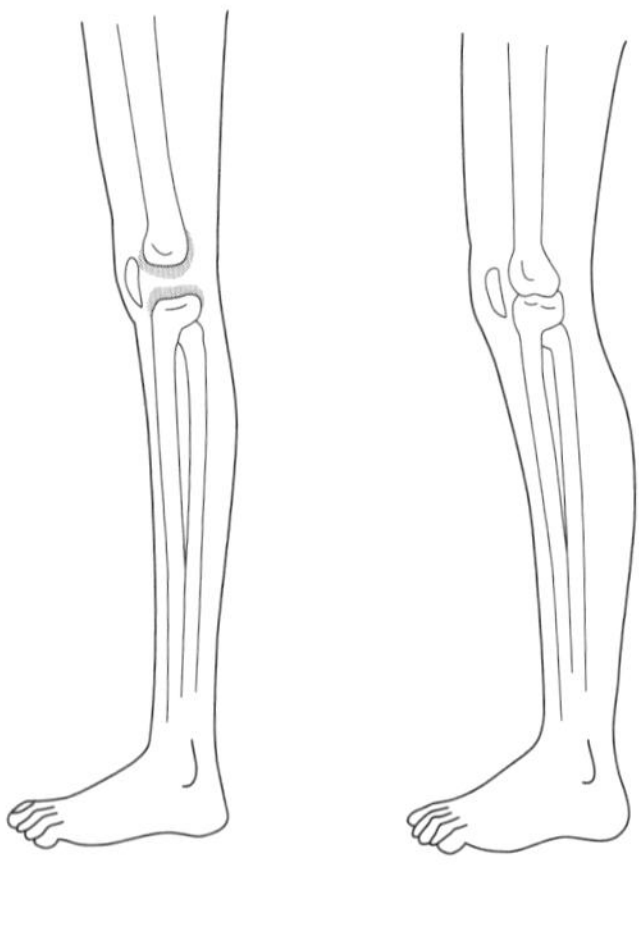

ひざの曲がりを伸ばし、下がったお尻を上げることが大切なのです。

ひざを伸ばすには、前から見てひざが中央によった大腿骨の内転の歪みを、股関節を整えることで正すことも必要です。

ひざが伸びるということは、ひざの関節にすき間ができて、大腿骨が真っ直ぐになり、歪み防止の無駄な筋肉もほぐれて、細く真っ直ぐになるということです。

骨と筋肉が真っ直ぐに伸びれば、くの字に曲がったひざも伸び、脚が見違えるように長くなるのです。

また、ひざが曲がっている人ほど太ももの前が太りやすく、ふくらはぎも太いのが特徴です。ひざを伸ばすことは、脚を長くするだけではなく脚のトラブルを少なくすることにもつながるのです。

足首が締まれば脚が細くなる

体の重みを最初に受けるのが股関節で、その次がひざ関節。そして、３番目に影響を受けるのがこれから説明する足首関節です。

足首が締まっていて細く美しいということは、腱が発達して、無駄な〝サポート筋肉〟がついていないということです。

「無駄なサポート筋肉って何？　どうしてできるの？」という方のために、まずはサポート筋肉についてご説明しましょう。

人体は200個以上の骨で成り立っています。その体中の骨と骨をつなぐ役目の関節がつまったり歪んだりすると、そのまわりに歪み防止のための硬い筋肉が発達してきます。それを私は「サポート筋肉」と呼んでいます。

歪みを防ぐために硬くなる必要があるのですが、これが発達することによって反対に関節の可動域が狭まり、関節の動きが阻害されてしまうのです。

よく、やせるためには筋肉をつけたほうがいい、と思う人も多いと思いますが、美脚のためには、このサポート筋肉はなるべくつけてはいけない筋肉といえるでしょう。

さてサポート筋肉の知識をふまえておいたところで、足首が太ると脚が太ってしまう理由を説明しましょう。

脚のすねには、脛骨《けいこつ》と腓骨《ひこつ》という2本の骨があります（25ページの図をご参照ください）。脛骨の末端は内くるぶし（内踝《ないか》）、腓骨の末端は外くるぶし（外踝《がいか》）と呼ばれ、外から触わりやすいわかりやすい部分といえます。足首関節は、この2本の骨と足の骨を連結する役目を果たして、足首から上の体重を支えています。

股関節の位置がズレて大腿骨が斜めになってひざ関節がズレると、ひざ下のこの2本の骨もズレてしまいます。するとズレを防止するために足首に当然のようにサポート筋肉が発達してきます。

また、体重が増えると、足首関節のズレや歪みを防ぐためにサポート筋肉が発達し、足首がどんどん太くなっていくのがわかっていただけるでしょうか？

逆にいえば、重力の負荷がかかる足首関節を整え、ふくらはぎに続く筋肉や腱を束ねる靭帯を引き締めることは、ふくらはぎを細くさせることに直結します。

また足首関節を整えることは、ひざ関節はもちろん股関節まで整ういい連鎖につながるのです。

なぜ太ももが太くなるのか

太ももの太さが気になって、ミニスカートや脚のラインが出るスキニージーンズを履けないという人も多いのではないでしょうか？

太ももがなぜ太くなるのか？　筋肉が太く硬くなるのにも理由があるのです。

一番大きな影響を与えているのが股関節です。股関節がズレて歪むと、大腿骨が斜めになって中央に寄ります。そして、骨盤が前傾し、背骨を支える仙腸関節により多く負荷がかかって、股関節も横に広がります。すると大腿骨がより斜めになり、それ以上歪ませまいとサポート筋肉が発達して、太ももが太くなってしまうのです。

とくに女性の場合、男性と違い、骨盤は出産のために歪みやすくできていますから、腰まわりやお腹に余分なセルライトが蓄積されたサポート筋肉ができやすくなります。

「え！　セルライトって筋肉に蓄積されるの？」と驚いた方もいるでしょう。

じつは、関節や骨の歪みを防ぐためにできたサポート筋肉のなかには、セルライトと呼ばれる脂肪球ができやすくなります。セルライトと筋肉はそれぞれ単独であるのではありません。セルライトは筋肉のなかの血管のそばに蓄積されやすいのです。

歪みを固定するためにサポート筋肉が発達すると、怖ろしいことに、なかに潜んでいるセルライトも肥大化していきます。

男性と女性の筋肉の質が違うのは、女性には皮下脂肪が蓄積されやすいとともに、セルライトも溜まりやすいからです。

筋肉がつくと余計な脂肪のない美しい脚のラインができるというイメージを持っている人も多いと思います。ですが、太ももが太くなるサポート筋肉は健康な質のよいしなやかな筋肉とは種類が違います。

健康な筋肉は、縦、横、斜めに伸縮する丈夫な筋肉で、サポート筋肉のような伸縮性のない平面上に硬くこわばった筋肉ではありません。サポート筋肉は、骨と骨をつなぐ関節の動きを阻害します。

プロレスラーやボディビルダーのような表層筋が硬く厚く板状に発達した筋肉と、バレリーナのような表層筋が薄く深層筋がよく発達したしなやかな筋肉を比較すると、わかりやすいかもしれません。バレリーナの筋肉は縦に伸びるしなやかな筋肉で、太ももも太くはなりません。

みなさんはどちらの太ももに憧れますか？

2本の脚がすらりと伸びたしなやかな筋肉の長い脚は、血流やリンパの流れもよいものです。逆に太い太ももは、血液やリンパの流れも悪く代謝も悪くなるため、疲れやすく太りやすい前傾姿勢の体になるのです。これがさらに太ももが太くなる要因になります。太ももの前が張り、より太っていくのは当然ですよね。

✦なぜふくらはぎが太くなるのか

先ほど、太ももが太く張り出してしまうのは、股関節のズレにより大腿骨が斜めになることや前傾姿勢が影響しているとお話しました。

では、ふくらはぎが太くなってしまう原因は何か？　ご説明しましょう。

股関節がズレて歪み、股関節まわりの筋肉がねじれて、大腿骨が内転し斜めになり中央に寄ると、ひざ関節もズレて、ひざ下の2本の骨（脛骨、腓骨）の位置もズレることはご説明したかと思います。

すると、足首の内踝と外踝の高さにズレが出てくるため、その歪みを防ぐためのサポート筋肉が発達し、血液やリンパの流れも悪くなり、セルライトの多いむくみやすくて硬くて太いふくらはぎができてくるのです。

ふくらはぎが太ると足首も硬くなりやすく、靭帯の伸縮も悪くなり足首がどんどん太くなります。さらに、足首関節まわりの筋肉が硬くなります。

また、太ももの前が張って太っていると、全身の体重バランスから考えても、前後の脚の重みのバランスをとるために、ふくらはぎも張り出して太くなってしまいます。

本書では、股関節からひざ関節、足首関節へと連携する筋肉ほぐしのエクササイズをご紹介していきます。これらは関節を柔軟にし、サポート筋肉をほぐして、しなやかに伸縮できる筋肉をつくるエクササイズです。

1日数分でできる簡単なエクササイズですが、毎日続けると、横に張り出していたふくらはぎもみるみる形よく細くなっていきます。両ふくらはぎの内側がつかないO脚、

ＸＯ脚、Ｘ脚の脚の歪みもどんどん整っていきますから、どうぞご期待くださいね。

✦ Ｏ脚は直る。20年間実証してきた事実です

先ほどに続いて脚の歪み直しの方法を詳しくご説明しましょう。

脚は寝るときにしばったり、ひざを無理してつけたり、本を挟んだり、一直線歩きをしてもまっすぐにはなりません。マッサージやバンテージで一時的に細くしてもすぐリバウンドして元通りに戻ってしまいます。ですから、プロでも歪み直しは難しいと感じている方が多いようです。

２本の脚で長さや太さが違ったり、歪み具合が違う場合の説明は後述するとして、ここではシンプルに左右の歪みが同じ場合を取り上げてみましょう。

脚が曲がっている人の多くが、自分の脚はＯ脚だと思っているようです。しかし、曲がって歪んでいる脚のほとんど、じつに80パーセント以上の人が、ひざが内側に入り、ひざ下がＯ脚に歪んでいる「ＸＯ脚」なのです。ひざも外側に離れた文字どおり

［脚が曲がるしくみ］

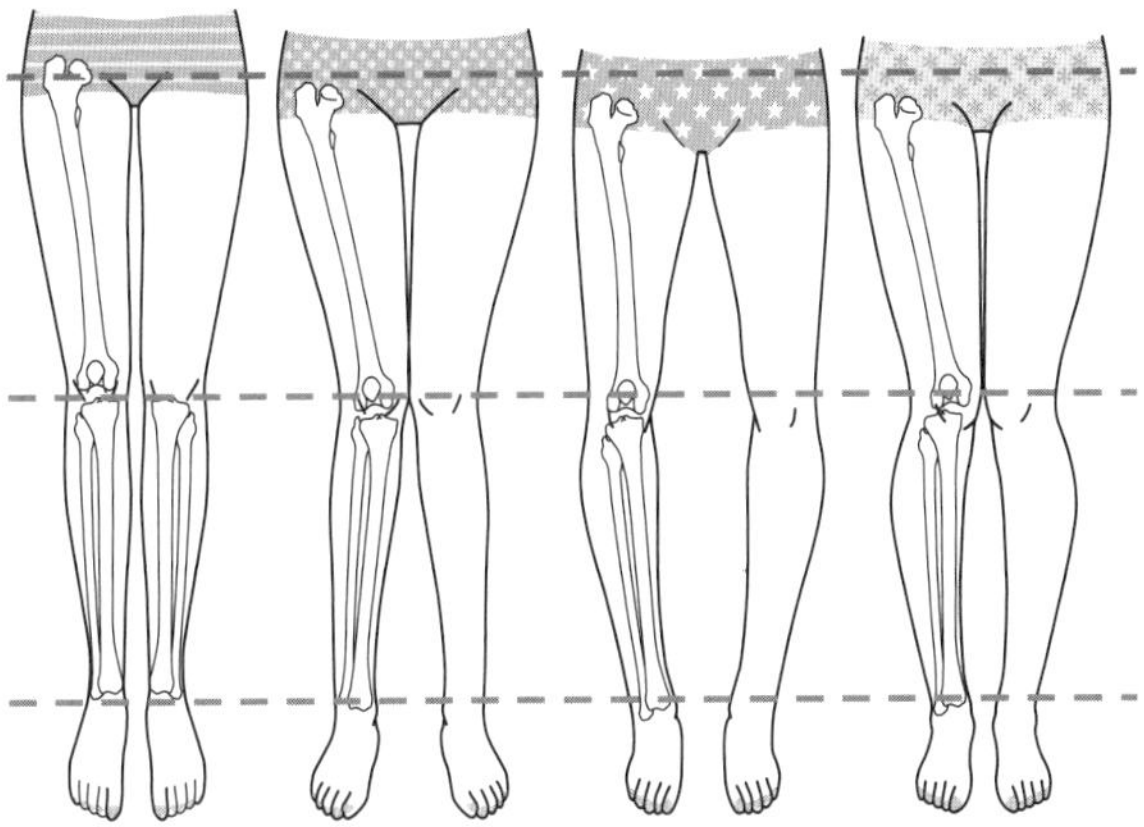

のO脚の人はそれほど多くはありません。

ひざ上の股関節がズレ、大腿骨が斜めに内側にズレるのが、XO脚とX脚。そのうちXO脚は外側に重心がかかった状態で、X脚は内側に重心がかかった状態です。

また、O脚はひざが中央によらないまま、足底は外側に重心がかかっている脚の歪みです。靴底の減り方でみれば、靴底の内側が減りやすいのがX脚、外側が減りやすいのがXO脚とO脚です。

すべての脚の歪みに共通してい

るのが、股関節が外側に広がっているということです。

広がったまま歩くのは美しい歩き方には見えないため、無意識にその幅を狭めて歩こうとすると、さらに股関節が歪み大腿骨が斜めになってしまうのです。

大腿骨が斜めになるとひざが内側になります。するとひざ関節もズレ、ひざ下の2本の骨である脛骨と腓骨もズレて内踝と外踝の高さも変わります。

脚の歪みのない人は外踝と内踝が左右同じ高さにあります。しかし、XO脚とO脚の人は、内踝が高い位置にあり、外踝が低い位置にあります。X脚の人は逆に内踝が低く外踝が高いのが特徴です。

O脚、X脚、XO脚の脚の歪みの原因は、上半身の重みによって背骨の下にある仙骨が下に押され、仙腸関節が広がり骨盤が広がって股関節が歪み、大腿骨が斜めになることが原因です。

歩き方のクセや生活習慣が影響している場合もあります。美脚になりたいがために、つねにひざをくっつけようとしたり、太ももで本を挟んだり、無理に高めのヒールで前のめりに一直線で歩いたりすると、太ももが張り出して太り、大腿骨が斜めになって骨盤を歪ませ、上半身の歪みを誘発することも考えられます。

また、間違った正座やぺちゃんこ座りなどの座り方や、片脚に体重をかける生活習慣のクセでも足首の関節がズレ、徐々にひざ関節もズレ、股関節までもズレ込んでしまう場合も考えられます。

美脚をつくるには「足の甲」も大事です

前首、前肩、猫背の人は、背骨も曲がり骨盤が前傾するので重心が体の前にかかりやすくなります。すると股関節もズレ、太ももの前が太くなり、ひざ下のすねの筋肉も硬くなり、この負の連鎖が足の甲の筋肉まで波及します。

足にはいくつもの骨があり、それらは関節でつながっています。

足の甲に体重がかかってしまうと、甲が高く硬くなり、サポート筋肉が発達して、足の指や足の中央の骨である中足骨、かかとの骨まわりの筋肉や関節も動きにくくなってしまうのです。

このような人が歩くと足音もバタバタ、ドスンドスンとすることでもわかります。上半身の重みを、それぞれの足の関節で上手に受け止め分散できていないからです。

ここでまた、バレリーナの脚を想像してみてください。バレリーナやシンクロナイズドスイミングをする人の足の関節はとても柔軟で、足底には縦横に走る筋肉がしっかり発達しているものです。

先ほど股関節がズレることによって甲高になると説明しましたが、じつはその逆もしかりです。間違った歩き方やあわない靴で歩くことによって股関節も歪みを生じさせるケースもあります。

足は、親指とかかとの外側、人差し指から小指までの４本の指とかかとの内側、というようにクロスして連動しています。

親指に力を入れて歩く人は甲高になりやすく、靴底のかかとの外側が減りやすく、足音がカツカツと音が出るのも特徴です。また、外反母趾などの足のトラブルのリスクも高まります。

逆に人差し指から小指の４本指を動かすことで、足底の偏りが少なくなり音を立てない美しい歩き方ができるようになります。すると、脚の内側の筋肉が伸びて足首の湾曲が直り、脚の歪み直しにも影響します。ですから、股関節、ひざ関節、足首関節と同じように、足の甲の下の関節もほぐすことが大事なのです。

足は第二の心臓といわれる理由

［足の骨］

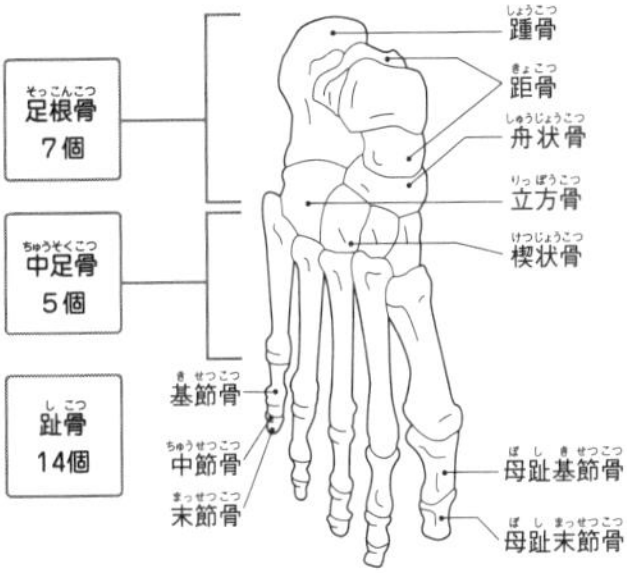

みなさん足には骨がいくつあるか知っていますか？　じつは28個もあるのです（図は26個ですが、これに親指下の種子骨《しゅしこつ》が2個加わります）。

脚の大腿骨、ひざ下の脛骨と腓骨、ひざのお皿の骨（膝蓋骨《しつがいこつ》）を入れると、脚の骨は32個にもなります。

これらの骨と骨は関節と筋肉でつながって

［足の関節］

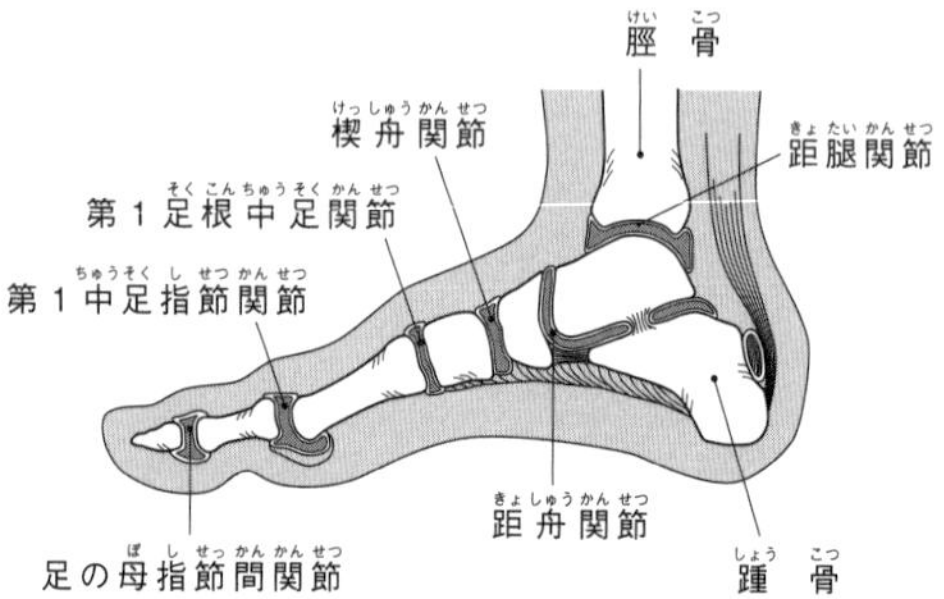

います。足の関節というと、足の指の関節と足首関節だけのように思いますが、これまた多くの関節があり、こちらは33個です。その上に足首関節とひざ関節、股関節があるわけです。

足首が柔軟に動くと足の細かな骨の関節もしなやかに動かすことができます。歩いたり立ち止まったりするときに足首やかかとだけでなく、指や甲の下にある中足骨の関節もよく動くので、足の底で地面をとらえることができたり、蹴り上げることができるのです。

これらの足の関節が柔軟に働けば、足の血行もよくなります。心臓から血液が送り出された血液が滞ることもありません。

足はよく第二の心臓といわれますが、足の骨の動きがポンプのような役割をしてくれ、動脈で太ももの前を流れ降りた血液を、しっかり足の裏から静脈で送り返してくれるのです。

要するに、足首がやわらかく足と脚の骨がよく動く人は、ただ歩いているだけでも血流がよくなるのです。そして、脚だけでなく全身の血行もよくなって代謝がアップします。血液だけでなくリンパも全身に循環し、細胞の新陳代謝も高まります。すると、セルライトも溜まりにくい体質になるのです。

ですから、眠る前に脚の関節をほぐすと、眠っているあいだに、体が勝手に寝返りをしながら固まった全身の関節づまりを調整してくれます。脚がきれいにやせていくだけでなく、肌の色まで明るくなるというおまけまでついてくるのです。

関節は「回す」「曲げる」「振る」とほぐれる

関節の歪みを食い止めようとしてできたサポート筋肉をほぐすためには、まずエクササイズで関節を「曲げる」「回す」「伸ばす」「振る」ことです。そして、骨と骨の関節のあいだにすき間をつくるために、最終的に筋肉を縦に伸ばす作業が必要になります。

いくら脚を細くしたいと願っても、曲げることも回すこともできないくらい硬く固まっている動きの悪い関節では、若さも美しさも健康も手に入りません。

よく関節はやわらかい硬いといった言葉で形容されますが、関節がやわらかい人は、血液もリンパも流れがいいので、疲れにくく太りにくいのです。ですから、本書で紹介するエクササイズで、日頃から関節をやわらかくほぐしておくことがとても重要です。

美脚づくりでは、脚の指や足首やひざを、曲げたり、伸ばしたり、振ったり、回したりするエクササイズが取り入れられています。

関節が硬くて回せないなら、曲げる、伸ばす。もし伸びないなら回す。関節が硬くてそれらもままならないなら、筋肉をほぐすことからはじめる。といったように、関節にアプローチすることで、筋肉をほぐし血流やリンパの流れをよくして、新陳代謝を活発化させると、全身の細胞が新しくなり、若く、美しく、健康な体を手に入れることができるのです。

回す、曲げる、伸ばす、振ることで少しでも関節と筋肉がほぐれると、地球を約3周もするほどの血管の壁をつくる筋肉も引き締まります。

血流を促す血管の弁も上手に働き、全身の血行がさらによくなり、代謝も一段とアップしてやせ体質ができあがります。

「振る」のは曲げる、伸ばすよりも血液がよく流れるため、血流がよくなります。水道のホースを想像してみてください。ホースを振りながら放水したほうが、勢いよく水が出て遠くまで届くことがわかりますよね。

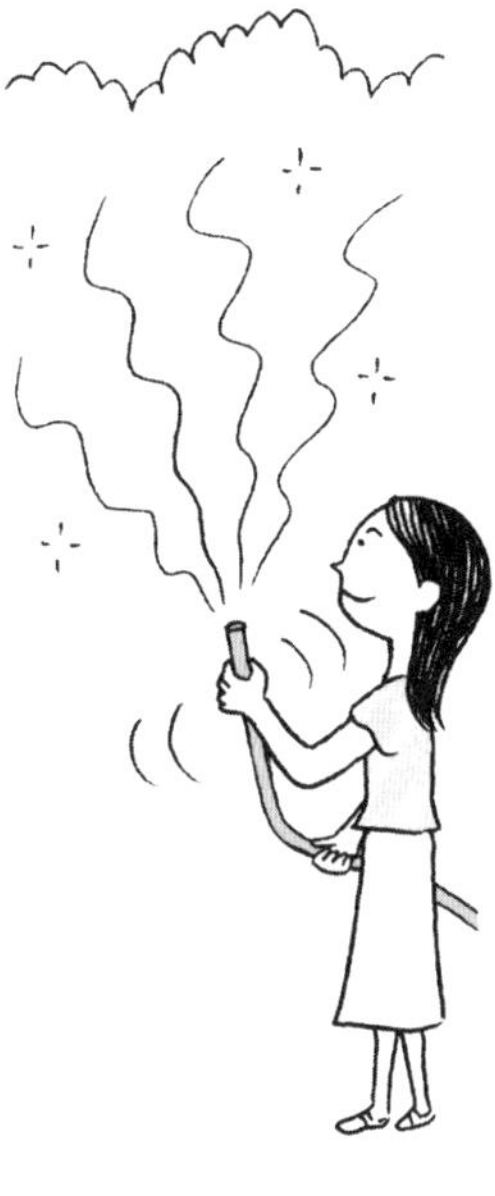

同じように、振ることで血流が勢いを増し、血管壁もきれいになり、血液が遠くまで届くのです。

体重がかかり過ぎる人は、寝たエクササイズがおすすめです。一番難しいのが回すことです。関節を回すことは、筋肉のなかのセルライトを移動させ、凝り固まったサポート筋肉をほぐすことにつながります。

脚のむくみも冷えも関節づまりが原因

関節をほぐせば代謝が上がると先ほど説明しましたが、関節を動かすことは、筋肉にも連動しリンパの流れにも関係しています。

まず、人間が2本の脚で立てるように進化した過程を考えてみる必要があります。詳しくは53ページでも述べますが、関節のなかでももっとも進化したのが股関節です。

股関節が多方向に運動可能な球関節になり、まわりの筋肉がねじれるように進化したことがわかると、股関節のそばの鼠径部《そけいぶ》が血液やリンパの流れが悪くなりがちな理由を理解できます。

血の流れやリンパの流れのしくみを、タオルの例で説明してみましょう。

タオルをそのまま水に垂らすのと、タオルを雑巾のように固くねじってしぼって水に垂らすのと、どちらが水が上がりやすいでしょうか？

そのままのタオルには、すぐとりだしても水が浸透していますが、固くしぼったタオルには水はなかなか入り込めません。つまり硬くねじれたサポート筋肉が発達した脚では、血液の流れもリンパの流れも滞りがちになるのです。

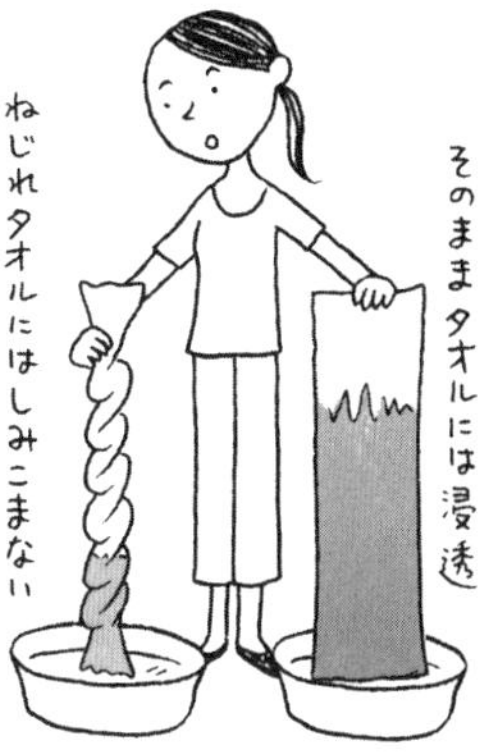
ねじれタオルにはしみこまない
そのままタオルには浸透

血流が悪くなれば冷えを招き、リンパの流れを阻害するため、慢性的なむくみの原因になります。ですから関節をほぐしサポート筋肉を少なくして、血液やリンパの流れがスムーズな真っ直ぐな脚をつくることが大事なのです。

もともと私たちの体には、つねに重力がかかっていますから、心臓から下りた血液は下から上には流れにくくできています。また、骨の重さや筋肉の重さも重力の働きで上から下にかかっていますから、関節づまりも起りやすくできあがっています。

そのため、上の心臓に向かって血液やリンパを流すためには、関節が柔軟なことがもっとも大切です。そして、体が動くたびに関節と連動して、足底から脚の裏を流れる静脈の働きを促す、ポンプのような筋肉づくりが重要です。

関節づまりを解消し血液やリンパの流れをよくすれば、美脚が手に入るだけでなく、脚のムクミや冷えも一気によくなるのです。

✦脚とお尻を引き上げる「抗重力筋」とは？

バレリーナのように、ただ細いだけじゃない、しなやかな体をつくるためには、「抗重力筋《こうじゅうりょくきん》」を鍛えることが重要です。抗重力筋とは、名前のとおり、重力に逆らうように縦に伸びる筋肉のこと。硬くこわばったサポート筋肉をほぐさないと、抗重力筋は発達しません。

抗重力筋のなかでも、美脚に大きく関わってくるのが、足底、ふくらはぎ、ひざの裏、太ももの裏にある筋肉です。私はこれを〝脚うら筋〟とも呼んでいます。

抗重力筋は、重力に対抗して体を下から持ち上げてくれる力があります。関節が歪んでいると、抗重力筋が十分に発達しないため、体は重力に負けて下がった状態になります。もちろん、お尻も下がっています。

抗重力筋の発達はそんな状態をみるみる改善してくれるのです。脚の抗重力筋である〝脚うら筋〟はお尻の3層の筋肉に連動して、下からしっかり支えて高い位置に持ち上げます。さらにお尻を中央に寄せ上げる筋肉にも力が入るようになって、キュッと締まった形のいいヒップに仕上げてくれるのです。

また、抗重力筋は足底、ふくらはぎ、ひざ裏、太もも裏、太もも内側の筋肉からお

［脚うらの筋肉］

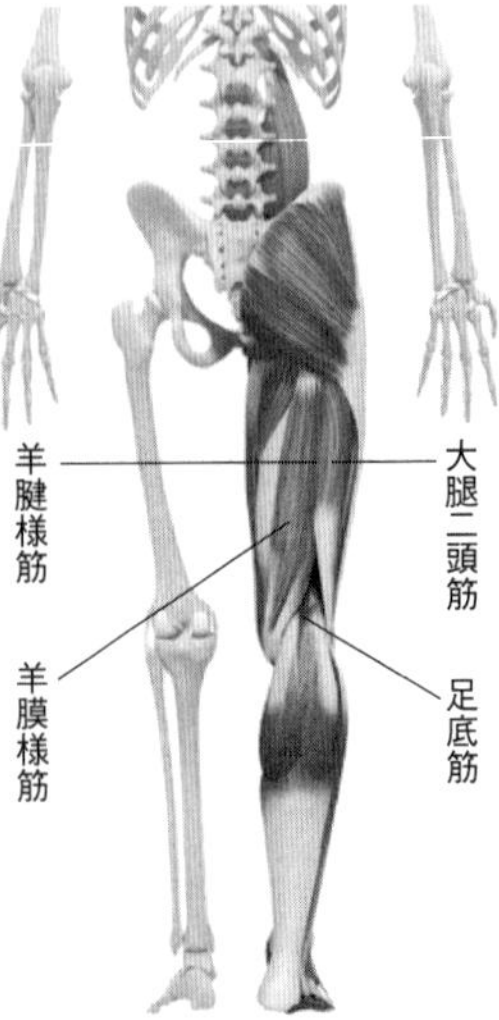

［お尻の筋肉］

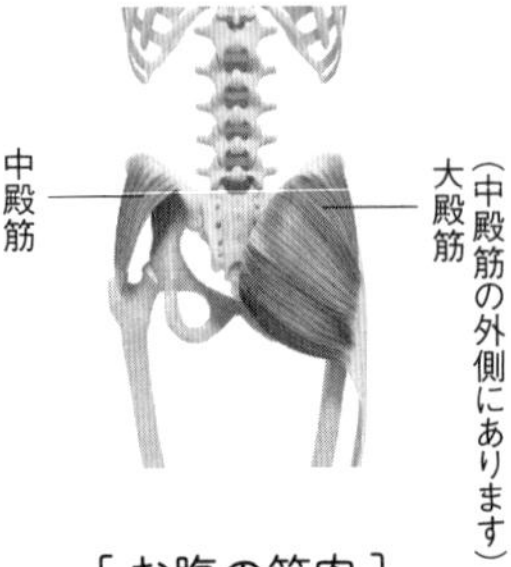

［お腹の筋肉］

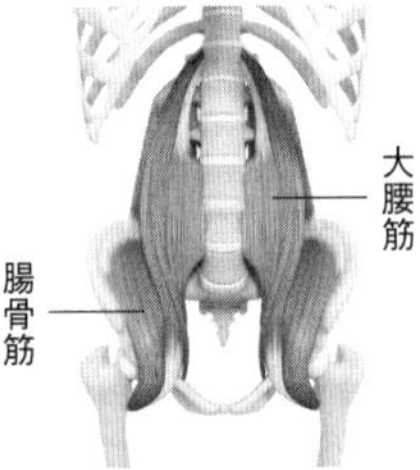

腹まわりの腸腰筋《ちょうようきん》（大腰筋《だいようきん》と腸骨筋《ちょうこつきん》）に連動し、さらに胸の胸骨筋《きょうこつきん》、胸鎖乳突筋《きょうさにゅうとつきん》に連動して上に上にと引き上げる筋肉です。

上半身が引き上がると股関節の負荷が軽減されます。股関節の歪みがなくなると脚はまっすぐになり、硬く強張ったサポート筋肉がなくなるので、抗重力筋は縦に上に伸縮し、お尻を引き上げ長い脚ができあがるのです。

そもそも股関節はもっとも進化した関節です

地球上に生きている私たち人間にとって、若く、美しく、健康なボディづくりには、「動物と進化の関係」を考えないというわけにはいきません。

地球上のすべての生き物は、重力に影響されながら上手に進化を遂げ、生き残ってきたといえます。なかでもとりわけ進化したのが人間の体です。人間の体は２００個以上の骨が進化し、その骨をつなぐ関節も進化しました。それに付随して筋肉の位置も上手に変わっていくことが必要だったのです。

重力と反対方向に縦に伸縮する抗重力筋について説明しましたが、抗重力筋は人間の進化と関係しています。

脚の抗重力筋は足底から脚の裏側、内側寄りにあり、脚の付け根から上の抗重力筋は体の前面にあります。

抗重力筋が、脚の付け根で背面から前面に切り替わるのはなぜか。それは、体の表面の体毛が多い部分と少ない部分で分けて考えると、わかりやすくなります。体毛は、脚は足の甲側から脚の前側に多くて、お尻から上の頭までは後ろ側に多いのです。

それは人類の進化の過程で股関節が変わり、人類が四足歩行から直立になったことが原因です。人間の関節のなかで、股関節がもっともつまりやすく、負荷がかかりやすいのは、股関節まわりの筋肉が進化の過程でねじれたためです。

股関節が進化したおかげで人間は二足歩行で歩けるようになり、肩関節も進化して手が使えるようになったのです。それを考えても、股関節がもっとも大切な関節だということが理解できますよね。

股関節が歪めば、肩関節も歪む

人間の関節のなかで股関節と肩関節は球関節とよばれ丸い形をしており、回すことができる関節です。股関節が上半身の重みで歪むと太ももが斜めに歪み、ひざが曲がり前傾姿勢になります。抗重力筋は縦に伸びにくくなり、頭を持ち上げる筋力も衰えます。すると前首・前肩になり、肩関節が歪んでしまいます。

この関係と同じようにひざ関節が歪むとひじ関節も歪むため、脚の形の歪みが強い人には腕にも〝猿手〟と呼ばれるひじの歪みが出てきます。

股関節は肩関節とも連動しているのです。

股関節が内転している人は、上腕骨《じょうわんこつ》も内転して肩関節が歪み硬くなり、鎖骨《さこつ》や肩甲骨の歪みに連動していきます。上腕骨の下部が内側にズレている猿手の人のほとんどが、脚もXO脚やX脚に歪んでいます。

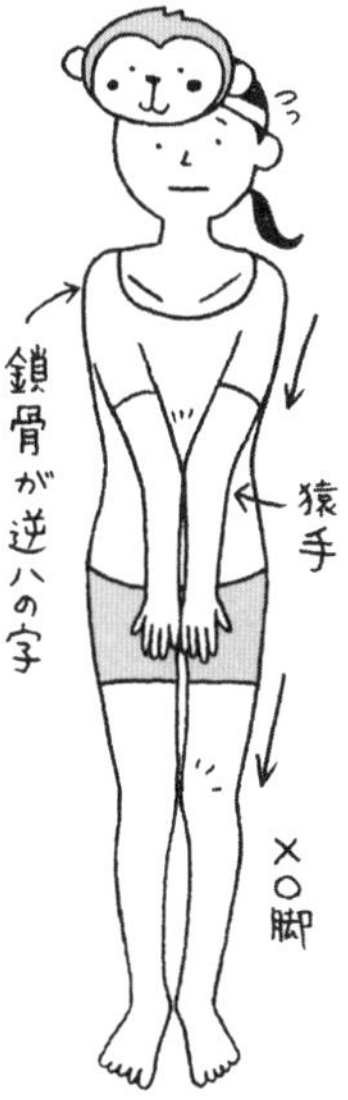

肩関節が内転すると鎖骨や肩甲骨も歪み、肩が上がったいかり肩や猫背になり、首がさらに前傾して肩こり、首こり、背中こりのしやすい体型になってきます。

首が短く見えるのは、このような原因で頭が下がり肩が上がるためです。後ろから見ると肩や背中から続く僧帽筋《そうぼうきん》のサポート筋肉がより発達してきます。

また前から見ると肩が上がり肩関節が上がるので、連動する鎖骨の外側も上がってしまいます。鎖骨が水平に近いのが美しいデコルテですが、それとはほど遠い体型になってしまいます。

もうおわかりですね？　鎖骨が水平の美しいデコルテや、肩甲骨が出た美しい背中づくりには、肩関節と連動している股関節を整えることが重要です。歪みスパイラルの元凶である股関節を正せば、肩関節も正され美しくなっていくのです。

✦ 脚を見れば、体のすべてがわかる

脚の形が歪んで太い人は、必ずといってもいいほど上半身も歪みやすく太りやすい

という特徴があります。前首になっていたりお腹が出ていたり猫背になっていたりと、上半身に問題を抱えているものです。

また、ひざがくの字に曲がっている人は、たいていお尻も下がっているものです。思い当たる人も多いのではないでしょうか。

下半身の股関節や脚が歪んでいれば、全身のバランスをとるために上半身も歪まざるをえないのです。曲がりもねじれも歪みも、すべて全身でバランスをとろうとしているせいです。

O脚、XO脚、X脚など脚の歪む形にかかわらず、股関節に歪みのある人は、みなさん共通の上半身の悩みを抱えています。

前屈《まえかが》みで背中が猫背になっているとバストの悩み（大きさや垂れているなど）を抱えていますし、骨盤が前傾して腰が曲がっているとお尻の問題（出っ尻やピーマン尻）に悩んでいます。

本来であればかかとから脚の中心軸は、頭の耳のあるところに垂直線上になければいけないのに、上半身の中心軸が前にズレている場合がほとんどです。すると顔や胸、肋骨、お腹が前に出て下がりやすくなり、背中が反りすぎてお尻が出っ尻ぎみになってしまうのです。

下半身を見ればやせていても太っていても、上半身が容易に想像できます。股関節が整っていて脚に歪みが無い人は、上半身もすらっとまっすぐ、首も伸びてシワが無く顔も小さく、等身美人になります。完璧なバレリーナ体型です。

上半身と下半身は連動しているからこそ、土台となる脚が重要なのです。

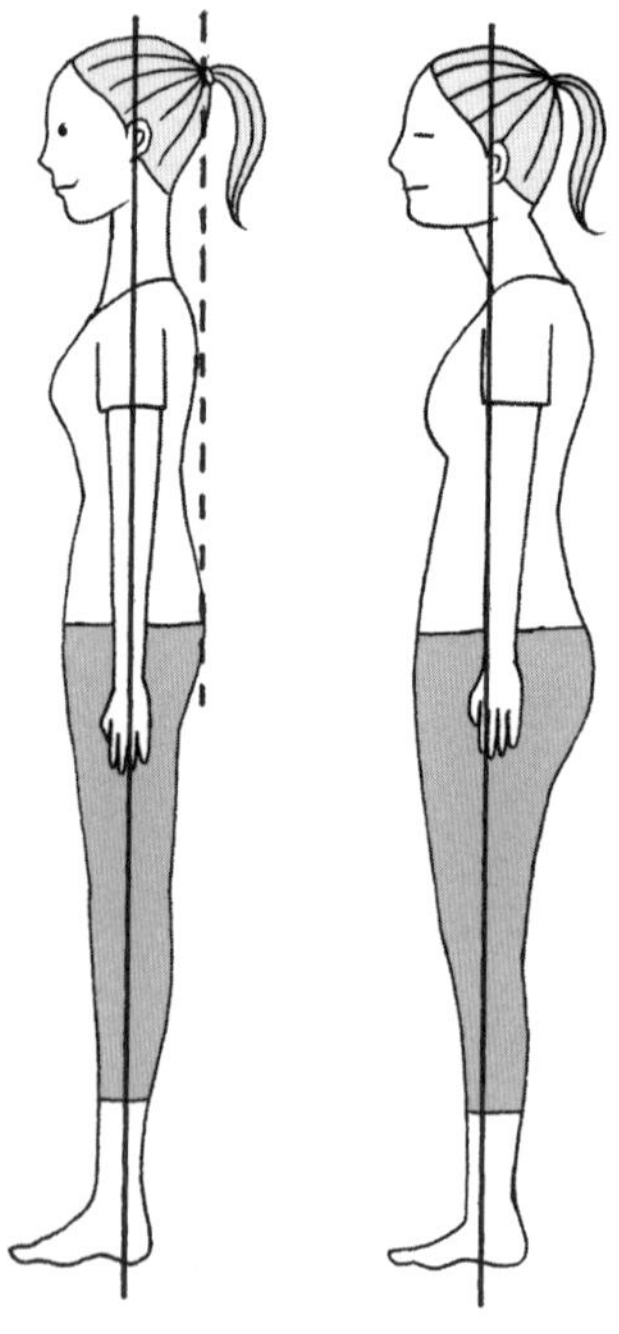

2章

美脚になれば、すべてが変わる

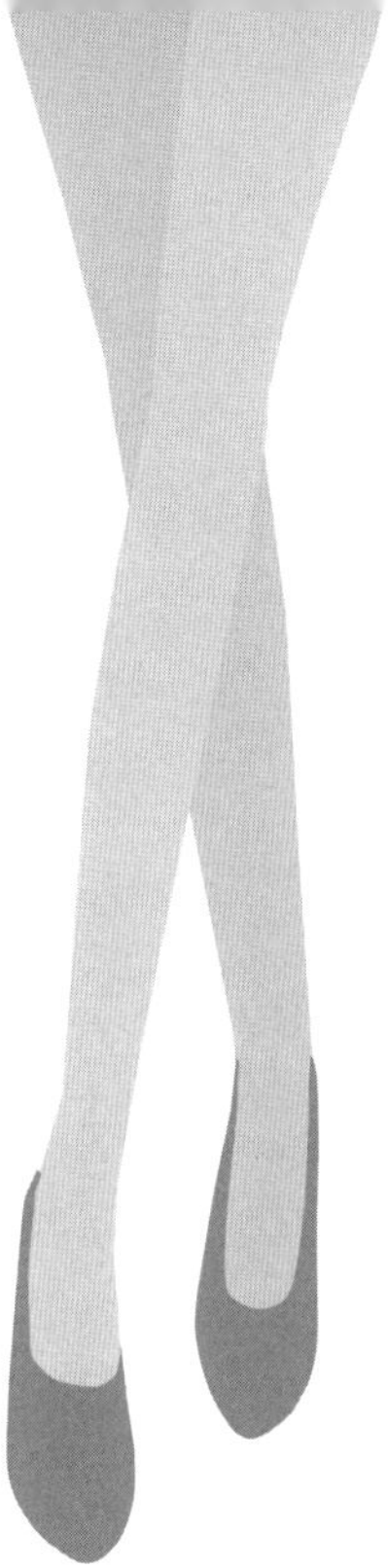

✦ ウエストが細くなるのは当然です

足底からひざ裏、太もも裏にかけて伸びる抗重力筋が発達すると、股関節やひざ関節、足首関節の歪みがとれ、脚全体がまっすぐになります。

抗重力筋は、人間の進化の過程で股関節がひっくり返ったことにより、足底から脚の裏、お尻の下までいって前後反転し、腹直筋へとつながっていきます。そして胸骨筋、胸鎖乳突筋へと伸びていくのです。

1章でも触れましたが、脚の付け根から上は、体の背面ではなく、前面に抗重力筋が発達しているんですね。お腹の抗重力筋が鍛えられると、胸が上がり下がっていた肋骨《ろっこつ》を下から上へぐいっと持ち上げてくれます。

「くびれがない！」と悩んでいる人は、一度鏡を見てみてください。もしかして、前傾姿勢になっていませんか？

前傾姿勢になると、肋骨の集合体である胸郭《きょうかく》が広がります。

［くびれのしくみ］

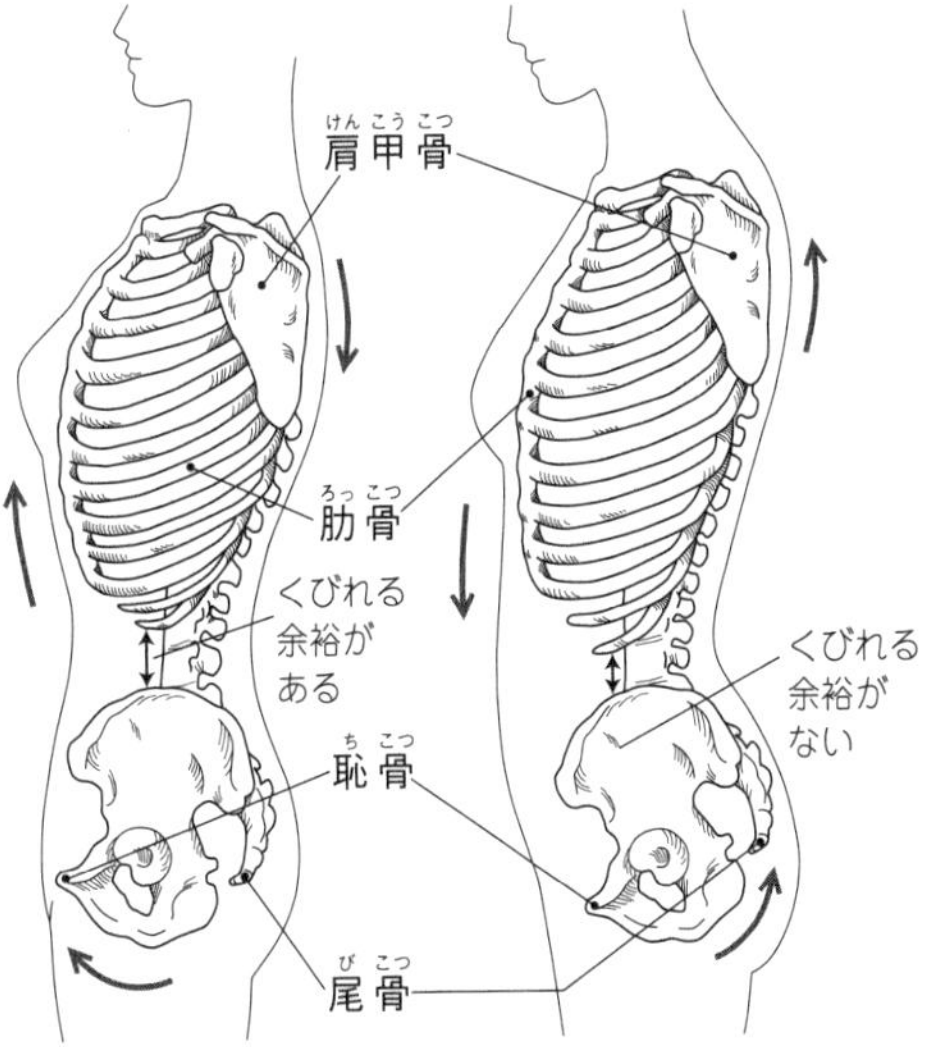

胸郭は鳥かごのようになっていて、上半身の内臓をしっかり持ち上げているのですが、前傾姿勢などによって胸郭が下開きになると、胃が下垂し、今度は腸まで圧迫するようになってきます。

また肺も前肩、前首で圧迫されるため、空気も腸に移動し、どんどんお腹に空気がたまってきて、くびれのないぽってりとしたボディラインに。

これを解消するためにも、脚から抗重力筋を鍛えて、肋骨を正しい位置に引き上げてあげることが大切なんです。

脚裏から発達した抗重力筋がお腹を引き締め、肋骨を引き上げることで、骨盤と肋骨のあいだに隙間ができます。内臓がない隙間は細くなることができるのです。

だから、細く引き締まった魅力的なウエストのくびれができあがるというわけです。

もちろん、ぽっこりと前に張り出していた下腹も引っ込みます。

バストがAカップからDカップに！

バストの位置は姿勢と大きく関わっています。

前屈みになった姿勢がクセになると、前屈みを修正しようとして、首の後ろや肩、背中にある筋肉（後頭筋《こうとうきん》、僧帽筋、広背筋《こうはいきん》）が太くなり、セルライト混じりのサポート筋肉に変わります。

すると、上半身の余分な脂肪はバスト、下半身の余分な脂肪はお尻に収まるはずの本来の美しいボディラインがくずれ、バストが本来の大きさより小さくなったり、下がって横に広がって丸さが失われることになってしまうのです。とくにバストは、その重みのため、どんどん下に下がり、横に広がっていきやすいのです。

前屈みの姿勢になるのは、下半身で上半身をバランスよく支えていないから。その根本的な原因はバランスの崩れであり、股関節がズレて下半身が歪んでいるためです。

股関節を整えて下半身の歪みをとれば、下半身が上半身の重みをしっかり支えることができて、背骨から首、頭につづくラインがまっすぐに伸びます。

前屈みの姿勢からまっすぐ伸びた姿勢への変化。それがバストアップをもたらします。

背骨が伸びるということは、そこにつながっている肋骨も引き上げられるということ。肋骨はウエストのくびれと密接な関係にあるのと同時に、バストの位置とも深く関係しているのです。

肋骨が引き上がると、トップバストの位置が高くなり、鳥かごのような胸郭の上は広がって下は引き締まり、アンダーバストにもうれしい変化が起こります。

アンダーバストが太くては、きれいなバストラインは望めません。アンダーバストの細さが、バストを美しく際立たせるのです。

股関節の歪みを整えて背骨を伸ばし、胸郭の肋骨を引き上げて、アンダーバストが細くなると、3カップ以上のサイズアップも期待できますよ！　実際、私のお客さまの多くが、それを実現しています。AカップからDカップになったという方も少なくありません。

姿勢のいい関節が正しい体は、代謝もよく余分な脂肪は整理されます。必要な脂肪はサポート筋肉に溜まらず、バストとヒップに集まって蓄えられるのです。

✦二の腕の余分なお肉がバストに収まる理由

私はよくお客さまの二の腕を触りながら「このお肉がバストになるわよ」というのですが、みなさんそれがどうしてか不思議に思われるようです。

じつは二の腕や背中のお肉は、本来胸にあるべきものなのです。

まずは胸と背中の関係を説明しましょう。

脚を整え肋骨が引き上がると、胸が上がっていきます。そして、首がまっすぐになり、顔が持ち上がると、頭の後頭部が下がっていき、背中が下がるのです。

顔が上がって姿勢が正しくなると、背中の肩甲骨は下がっていく。

顔が下がって姿勢が悪くなり前肩・前首になると、背中の肩甲骨は上がってくる。

布をマネキンなどにかぶせたとしましょう。胸側の布を下げると、背中側の布は上がりますし、背中側の布を下げると胸側の布は上がりますよね。この原理と同じです。

ではなぜ背中側の肉がバストに収まるのか。

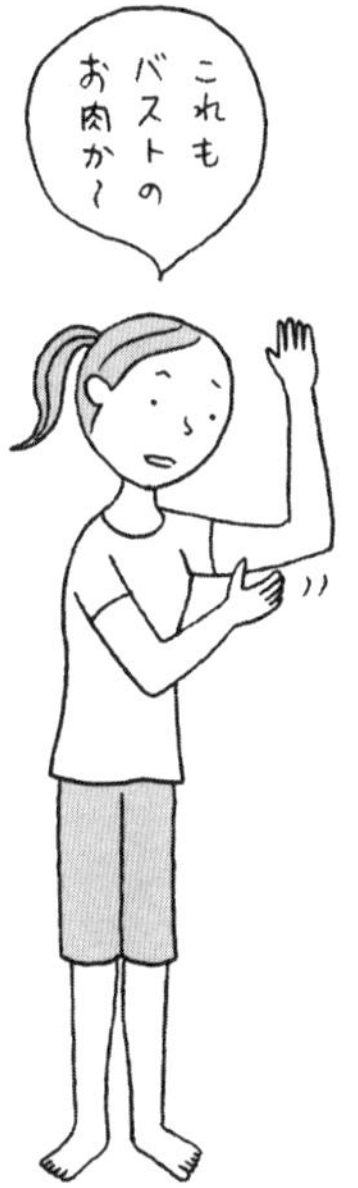

それは、地球の北半球と南半球で海流の方向が変わるように、人体にもリンパ液や脂肪やセルライトが移動する方向性があるからです。

顔が上がってまっすぐになってくると背中が下がってくる。ただ下がってくるからお尻まで下がるかというと、お尻は下がらないのです。

実際お客さまをマッサージをしていくとよくわかるのですが、背中をどんどん下げていってもお尻は下がりませんし、お尻をどんどん上げていっても、背中は上がりません。背中をどんどん下げていくと、背中が短く胴も短くなっていくのです。

筋肉には表面だけにあるものもありますが、表面にありながらも深層にもねじれ入るような複雑なものがあります。

太ってくると背中に必ず余分な脂肪がついてきます。背中や肩甲骨まわりには縦、横、斜めの筋肉が複雑に入り込んでいますが、背中を下げていくと、これらの筋肉が伸縮自在になって薄くなり、余分な脂肪は整理整頓されます。必要な脂肪のみ人体の流れの方向性にしたがって、胸に収まります。

背中太りから広がってきた二の腕のお肉も、脇から胸側に入ってきます。二の腕が太い人はその太さは本来はバストのお肉なのです。

二の腕の太さは背中の太さと連動しています。背中の肉が分厚い人は、二の腕の外側の毛のあるほうに肉がついています。毛のある側が発達しているということは、交感神経が優位だということです。

毛が逆立つというと、攻撃的な感じがすると思いますが、それは交感神経の支配だからです。緊張感が多いと筋肉が硬くなり、セルライトが溜まりやすくなるのです。

逆に、背中を下げていくと、副交感神経が発達して、同時に二の腕の外側のもりっとした筋肉も解消され、必要な脂肪が本来あるべきバストに収まっていくというわけです。

小顔は脚力でつくられる

顔が大きくなる原因は、じつは前屈みになることです。とくに1章でもお話した前肩と前首が問題です。前肩になると、首の後ろにもサポート筋肉がつき、頭部への血流が悪くなるため、頭が重くなって下がってくるのです。

前屈みで頭が下がった状態が続けば、顔の皮膚はみるみるたるんできますし、頭の横の側頭筋《そくとうきん》という抗重力筋も緩んで、下顎が前に出て顎まわりや頬が太ってきます。小顔とは正反対の下膨《しもぶく》れの顔になるわけです。

この顔のむだ肉やたるみをとるためには、首をまっすぐ上に伸ばせるように前肩を直す必要があります。

首をまっすぐに持ち上げてくれる胸鎖乳突筋や、頭を持ち上げてくれる側頭筋・後頭筋は、縦に伸びるしなやかな抗重力筋ですが、脚から発達させることが重要です。

体に歪みがなく、脚の裏からの力が頭までしっかり伝わっていれば、頭はしっかり支えられるのです。頭は5～6キロもありますから、脚力が必要なのです。

頭を抗重力筋で支えられるようになれば、首や顔が引き上げられて引き締まってきます。全身の歪みが直るので血液やリンパも流れがよくなり、肌に張りも出てきます。

また、背骨を伸ばしてくれる脊柱起立筋《せきちゅうきりつきん》は、首や頭蓋骨までつながっています。

この脊柱起立筋も抗重力筋です。脊柱起立筋が発達すれば、背骨の一部である首の骨を構成する頸椎《けいつい》のあいだにも隙間ができてきます。

そうすれば、首が上に伸びて、細く長くなります。さらに、側頭筋が発達すると、頭蓋骨を両サイドからきゅっと引き締めるように持ち上げてくれます。下膨れや横に広がった顔が、ほっそりとしたきれいな卵型になっていくのです。

［小顔のしくみ］

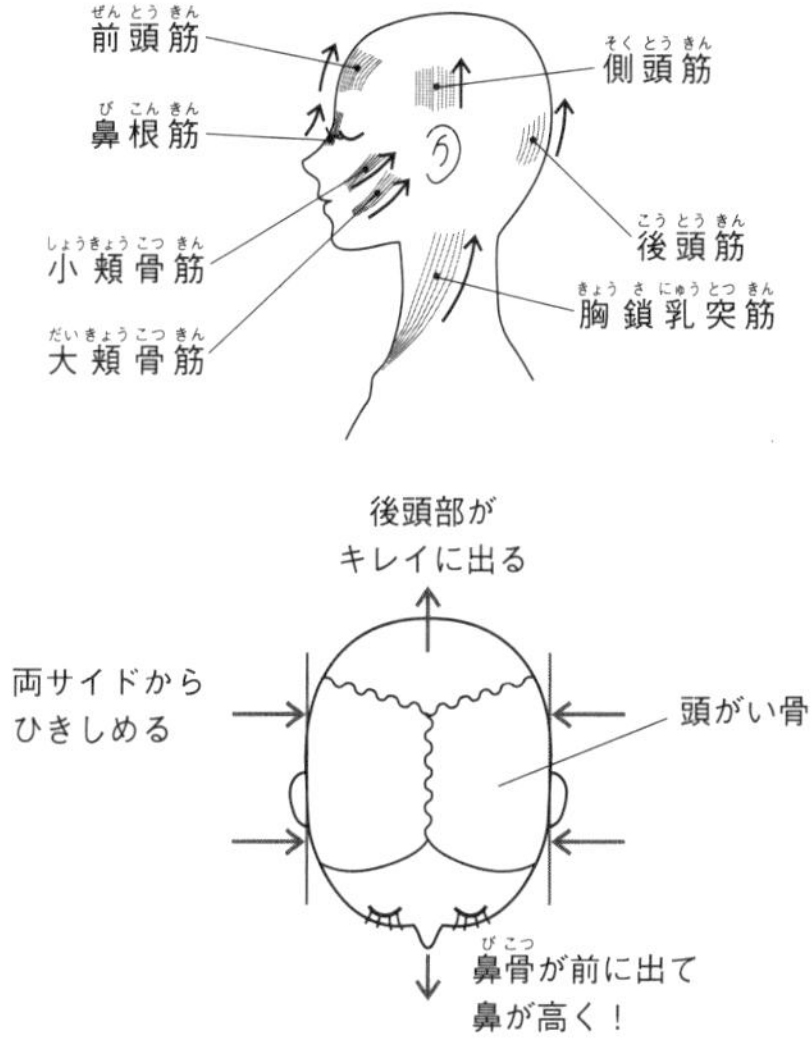

首と頭の抗重力筋をしっかり働かせて、姿勢をよくするには、頭をバランスよく両脚で支えることが大事です。股関節を正し、脚の歪みをとって、脚→骨盤→背骨→首→頭と、正しく抗重力筋が縦に働くようになれば、自然と首がまっすぐ伸びて細くなり、顔も引き締まっていくのです。

✦美脚になれば、色白になる

肌の状態を左右するのは、血液やリンパ液の流れです。
血液やリンパ液の流れがスムーズなら、血液はサラサラと流れます。またリンパの流れもよく、新陳代謝が活発に行われれば、体中の毒素や老廃物もスムーズに排出されます。

1章でもご説明しましたが、血液やリンパの流れに大きな影響を与えているのは、関節と筋肉の動きです。

関節がズレたりつまったり、筋肉がねじれたりしていると、筋肉の動きも悪くなり、硬くなってしまいますし、骨もよく動きません。

骨の動きが悪くなると、それが血液やリンパの流れを阻害してしまうのです。ということは全身の代謝が悪くなり、皮膚表面への栄養の送り込みも、皮膚が生まれ変わる新陳代謝も悪くなるということです。

骨と骨をつなぐ関節の動きがスムーズだと、筋肉がやわらかくなり、伸縮もよくなって、骨がよく動いて、血液やリンパの流れがよくなります。体中の老廃物もスムーズに流れるようになります。

すると、体は上に伸び、関節の隙間が空き軟骨も増え、新陳代謝が活発になり、きれいな色白の肌になっていくのです。

自分の肌はオークル系の色黒だとあきらめていませんか？　体の歪み直しと脚直しで肌の色が変われることを、ぜひ体験してみてください。私の生徒さんも、多くの方がそのうれしい変化を体験していますよ。

股関節が整えば、ホルモンが整う

人間の体では約40種類のホルモンがつくられ、体調を整える働きをしています。なかでも女性にとって重要な役割を果たしているのが、卵巣ホルモンです。

卵巣ホルモンは体温調節や血液の流れとも関係していて、その流れが悪くなると、女性特有の体のトラブルの原因になったり、イライラや不安を引き起こしたりします。

じつは股関節は、この卵巣ホルモンとも深くかかわっているのです。

股関節と卵巣はとても近い位置にあります。股関節がずれると骨盤もずれて歪み、卵巣ホルモンの分泌に大きな影響を与えます。

これらの骨のズレが相乗的に作用して卵巣の働きを妨げ、卵巣ホルモンの分泌を阻害するのです。

股関節を正すと、骨盤も背骨も正しくなるので仙腸関節も正しくなり、仙骨の下の尾骨も正しい位置に戻ってきます。すると、卵巣への神経伝達もよくなり、卵巣の機能が改善され、卵巣ホルモンの分泌もスムーズになるのです。

卵巣ホルモンが正しく働くようになれば、関連するトラブルも一気に解消します。

便秘や冷え、なんとなくだるいなどといった体調不良も改善されるので、表情や仕草も女性らしくなり、内面から美しさがあふれていくのです。

肩こり・腰痛は、脚から直すのが正解です

すでにお話したように、股関節、ひざ関節、足首関節が歪むと、抗重力筋が衰えて、上半身も崩れてきてしまいます。頭の重さも両脚でバランスよく支えることができなくなって、姿勢がどんどん悪くなり、頭が下がってくるのです。

すると、肩や首のまわりの骨に負荷がかかって歪み、肩まわりにサポート筋肉が発達し、血液やリンパの流れが悪くなります。だから、肩こり、首こりになるんです。

脚からの抗重力筋が弱いと、立っているときはもちろん、デスクワークなどで座っているときも、頭がしっかりと上がりません。デスクワークでは脚がゆるみやすいのでなおさらです。

また、足首関節が硬いと、歩くときに着地の衝撃をうまく吸収することができず、腰やひざ、さらに背中や肩、首にまで衝撃が伝わって関節づまりを起こし、まわりの筋肉を硬くさせます。

体重が増えるとこの衝撃は肩こりや首こりだけでなく、腰やひざまで痛めてしまうことになるのです。

足首関節をやわらかくほぐせば、歩くときもひざ、腰、肩や首の負担を軽減することができます。体を上に伸ばす抗重力筋がよく働いて、背骨の約33個の椎骨がしなやかにがまっすぐに伸び、頭もしっかり持ち上がるのです。だから、肩こり、首こりもなくなるし、腰やひざ背中の痛みもラクになるんです。

便秘・生理痛が解消された人もたくさんいます

抗重力筋が発達すると、女性の慢性的な悩みである便秘や生理痛もよくなります。股関節、ひざ関節、足首関節が正しく整うと、ひざ裏を中心とした抗重力筋に力が入るようになります。これが便秘解消の大事なポイントなのです。

脚を伸ばしたとき、脚の裏に力が入ると、前屈みだった姿勢がよくなり、下に落ちてきた肋骨もぐいっと正しい位置に引き上げられます。

逆に肋骨が下がっていると上半身の内臓が下がり、そのまま腸を圧迫して腸のぜんどう運動を悪くさせ、宿便のたまりやすい送り込みの悪い腸ができあがります。これが便秘やガスが出ない原因になっているのです。

脚から抗重力筋を鍛えると、肋骨が引き上げられ、内臓が正しい位置に戻ります。そうすれば、腸への圧迫も少なくなり、腸のぜんどう運動も活発になって、頑固な便秘の悩みもすっきり解決するというわけです。細くて軽くて黄色に近い理想的な便になりますよ。

女性特有のもうひとつの悩みといえば、生理痛。

股関節を正して腸の圧迫がなくなると、その下の子宮の働きもよくなり、ホルモンバランスもよくなります。神経伝達もよくなりますから、薬を常時服用しているほど重い生理痛の人も、悩みがぐんと減ってくるでしょう。

すでにご説明しましたが、とくに卵巣ホルモンは股関節や骨盤と深くかかわっていて、その歪みはホルモン分泌に悪影響を及ぼします。股関節をほぐし、整えることで、ホルモンバランスの崩れが解消され、生理痛の症状もぐんと緩和されます。

✦むくみ・冷えがとれてぽかぽかの体に

冷え性やむくみも、女性特有の深刻な悩みのひとつです。

これも、すでにご説明したかと思いますが、体の歪みが根本の原因で起こっている場合が多いのです。

全身に歪みがあると、歪んだ部分にサポート筋肉が発達し、それが血管やリンパ管を圧迫するので、血液やリンパの流れが滞ります。全身の循環が悪くなり、それが末梢の手足の血行の悪さにつながり、冷えやむくみを引き起こすのです。

手や足の先まで血液やリンパの流れをよくするうえで、流れにくい部分、それは肩関節と股関節のある部分です。つまり、筋肉が人体の進化でねじれている部分、鼠径《そけい》部《ぶ》と脇です。

とはいえ、進化で流れが悪くなったこの部分の筋肉や関節を、つくり変えることはできません。

ではどうすればいいのか？　その答えは手と足の先を「回す」「曲げる」「伸ばす」「振る」こと。末端から身体の中央の体幹に向かって、徐々に関節をほぐしていくことが早道です。

歪んだ関節を正し、凝り固まった筋肉をほぐしていけば、血管やリンパの流れもよくなり、冷え性やむくみが改善されます。すると、代謝もアップし、疲れにくい体まで手に入るのです。

外反母趾、扁平足…足の悩みもすべて解決します

外反母趾などの足のトラブルは、すべて靴や体質のせいだと思っていませんか？でもそれは、大きな間違いです。じつは、外反母趾、巻き爪、タコなど、足のトラブルに深く関わっているのも、姿勢と歩き方であり、股関節と関係があります。

姿勢が悪く、足底の筋肉がしっかりしていない歩き方をしていると、脚の前面の筋肉や足の甲が硬くなり、前面の筋肉に続く親指に負荷が集中してかかるようになって、

外反母趾やタコになりやすいのです。

それぞれの関節がきちんとクッションの役割をはたして、全身の体重の重みが分散されると、一番下にある足には、それほどトラブルは起きません。ところが、歩き方が悪くて重みが分散されない人や、そもそもの負担となる体重が重い人ほど、足のトラブルは多く出てきます。

負荷が一カ所に集中してかかり、指先のほうに力が入ると、靴で圧迫されて爪が食い込んでしまいます。これが巻き爪や指全体が丸まってしまうハンマートゥの正体です。

ふだんから足の指をよく動かして、足の先、中間、かかとなどの足の関節や足首をやわらかくしておくと、足底でしっかり地面をとらえた軽やかな歩き方ができるようになります。体の重みもバランスよく全身で受け止められて、外反母趾やタコ、巻き爪もどんどん改善されていくはずです。

また、足底から脚の裏の抗重力筋が発達すると、股関節痛やひざ痛、静脈瘤も改善していきますよ。

軽やかで優雅なしぐさが手に入る

股関節がねじれると、神経も一緒にねじれるので、神経伝達が悪くなります。肩関節がねじれると、手先が器用に動かなくなります。

つまり、股関節や肩関節が整うと、神経の伝達もよくなるので、指先まで軽やかに、美しい動き方に変わり、思い通りに動ける、運動神経のいい体になるのです。

さらに、血液やリンパの流れも改善するので、全身の新陳代謝が活発になり、回復力もアップして、目力のある神経が行き届いた体に変わります。

また、運動していても神経が機敏に働き、注意力も高まって体を痛めません。

全身の関節もやわらかく筋肉も伸縮自在なので、運動能力がアップします。神経伝達がよいと、脳からの指令があっというまに届くため、判断力が正確になり、手足をしなやかに動かすことができるのです。

要するに神経網も血流の流れと同様に、関節の隙間が空いていて筋肉にねじれや歪みのない人のほうが、早く伝達できるということです。

関節は骨と骨のあいだに隙間がないと、衝撃を吸収しないので、走ったりしたときの衝撃が筋肉や内臓に響きます。でも、きちんと隙間がある関節は、クッションになります。衝撃を分散して、うまく吸収するから、体力が続くのです。

✦ 目力・笑顔・美声の決め手は脚うらの筋肉です

脚裏の抗重力筋は表情までも変えてくれます。

姿勢が悪く、首が前に突き出ている人は、頭が下向きになっています。視界が狭くなるので、目力が冴えないんです。

下を向いていると、顔がたるんできます。まぶたや頬も下がります。顎に力が入って口角も下がり、顎の可動域が狭くなって、動きも悪くなります。

でも、関節の歪みを整えて、脚裏の抗重力筋が発達すると、脊柱起立筋など上半身の抗重力筋も鍛えられ、首がまっすぐに伸びるようになり、首や顎の力が抜けて、顔のたるみもなくなってきます。表情筋も発達して口角もスムーズに動き、エラの張りもなくなってくるんです。

また、抗重力筋が側頭部を持ち上げると、頭蓋骨が持ち上がり、頭の骨格まで変わっていきます。すると、頭蓋骨のパーツが後ろに動いて、アイホールが大きくなり、目がぱっちりして、目力が出てくるのです。

若いときはもっと目がパッチリだった、年齢とともに目が小さくなった、写真で目がはっきりしなくなった……と感じている人も多いと思いますが、そんな悩みも解消されますよ。

顔のたるみは首と肩とも密接な関係があります。首や肩の筋肉は、顔の筋肉につながっているからです。

首や肩まわりにサポート筋肉がついてくると、疲れやすくなり、表情まで硬くなってしまいますが、関節の歪みを正して、凝り固まった筋肉をほぐせば、首や肩に余計な力が入らなくなり、疲れがとれて笑顔がキープできるように。

すると、表情筋がよく動くようになって、表情が豊かになるのです。

また、脚の抗重力筋が発達すると、声まで美しくなります。

舞台に立つ女優さんは、みんな姿勢がよくて首が長いですよね。

じつは、美声の条件は、脚の抗重力筋が発達して胸高で首が長いことなんです。抗重力筋を鍛えて、骨盤を正して背骨をしっかりと伸ばし、きれいな姿勢で立てるようになると、腰への負担がなくなり、お腹から声を出せるようになります。

ですから、エクササイズは声を出して行うことをおすすめしています。発声は筋肉と深い関係があるからです。それに、首回りにサポート筋肉がついていると、喉が圧迫されて、高い声がうまく出ないものです。

脚裏の抗重力筋を鍛え、首回りの抗重力筋を発達させれば、首が伸びて喉への負担もなくなり、美声が手に入りますよ。

✦ だからあなたの魅力がもっと引き出される

神経伝達がよくなって脳の働きがよくなると、視覚聴覚もよくなり、ムダな動きが

［椎骨と内臓の対応図］

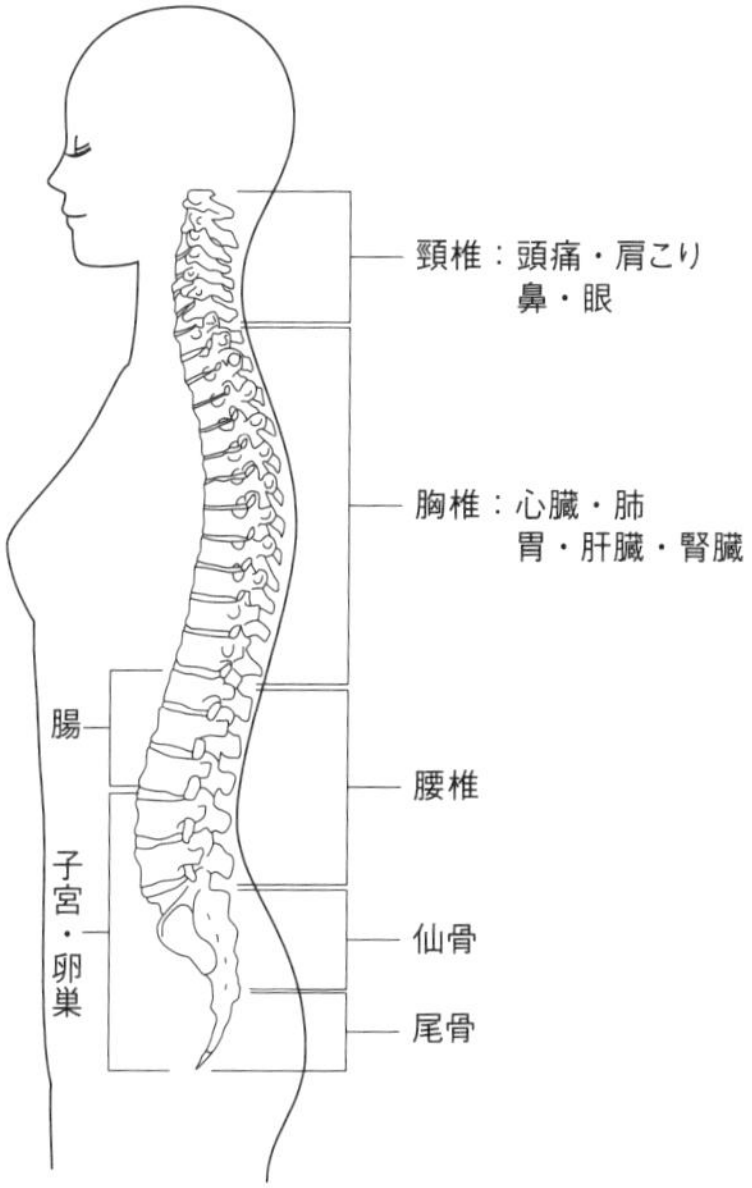

なくなります。つまり効果的に動けるようになるので、体のムダ使いがなくなるのです。だから疲れにくくなります。

また、脚が整って、姿勢がよくなり、背骨が正しくなると、背骨それぞれに対応する内臓機能も高まりますから、体全体が疲れ知らずの健康な体になっていくのです。

すると、よく眠れるようになり、気づかない間にス

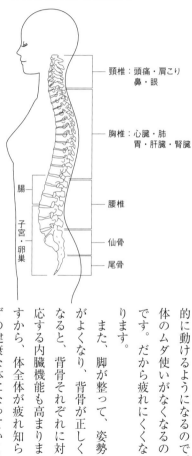

トレスもなくなっていきます。

また、姿勢がよくなると、顔が上がるので、気分も上がって、考え方までポジティブになっていきます。

姿勢の悪さは、血行やリンパの流れの阻害、ホルモンバランスの乱れなど、負のスパイラルを引き起こすので、気分まで暗くなっていくのは当然です。

実際に、私の生徒さんのなかにも、股関節を整えて、脚がきれいに伸びるようになったら、性格まで明るくなった、結婚や不妊の悩みも解決した、という方がたくさんいらっしゃいます。よいことがプラス回転していきます。女性も男性も仕事がうまくいくようになったと喜ばれます。

体のトラブルが改善されると、余裕が出てくるんですよね。笑顔も明るくなって、内面から魅力があふれ出てくるようになります。

脚の歪みを直して手に入るのは、なにも外的な美しさだけではありません。心まできれいになって、毎日を楽しく、ハッピーに生きられるようになるのです！

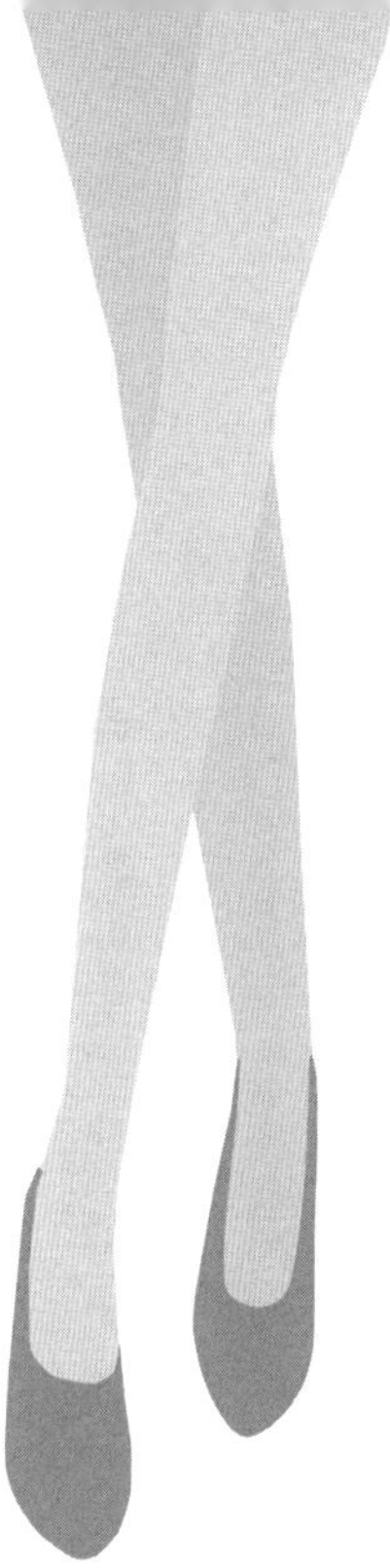

3章
美脚のつくり方――関節から整える

股関節のゆがみがわかる「50歩チェック」

あなたの股関節は今、どのような状態でしょうか?

まずは、自分の股関節の歪みの状態を「50歩チェック」で確認しましょう!

やり方はとっても簡単。目をつぶり、床にクロス状に張ったテープの上で50歩足踏みをするだけ。

これで股関節がどのようにゆがんでいるかが一目瞭然!

自分の歪み具合を客観的に知ることができれば、より効果的なエクササイズを選択することができます。

股関節がそもそも硬い人はそのためのエクササイズからはじめるのが効果的ですし、どちらかに傾きがある人は、エクササイズの回数を左右で変えてバランスを調整するといったことも必要になってきます。

まずは、自分のタイプを知ること。ここがスタートラインです!

【50歩チェック ①】

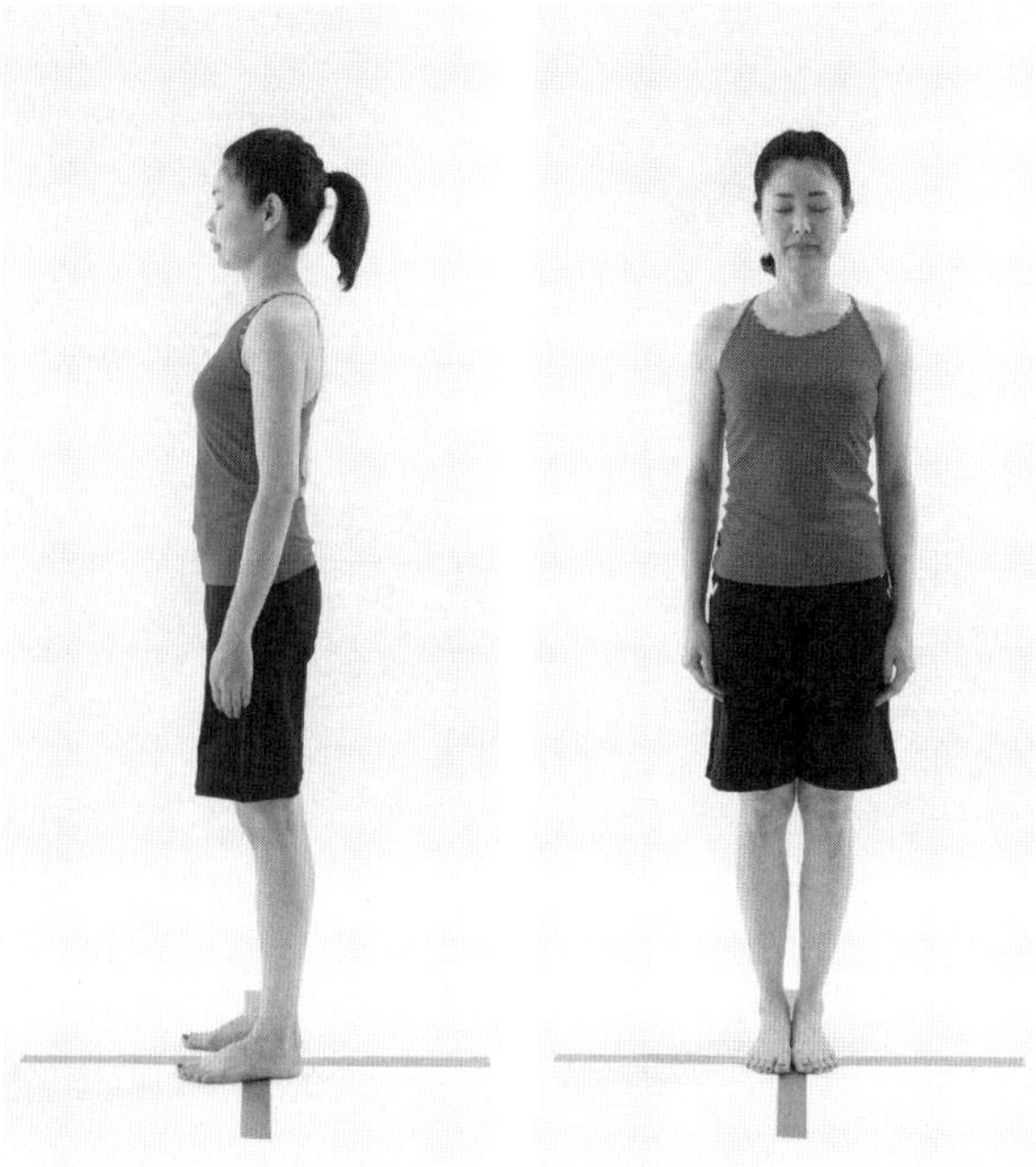

床にテープをクロス上に貼ります。その中心に両脚をおきます。より確実な判定を出すために、部屋は静かな状態にし、周囲にモノを置かないように。目を閉じたら、早速スタート!

【50歩チェック②】

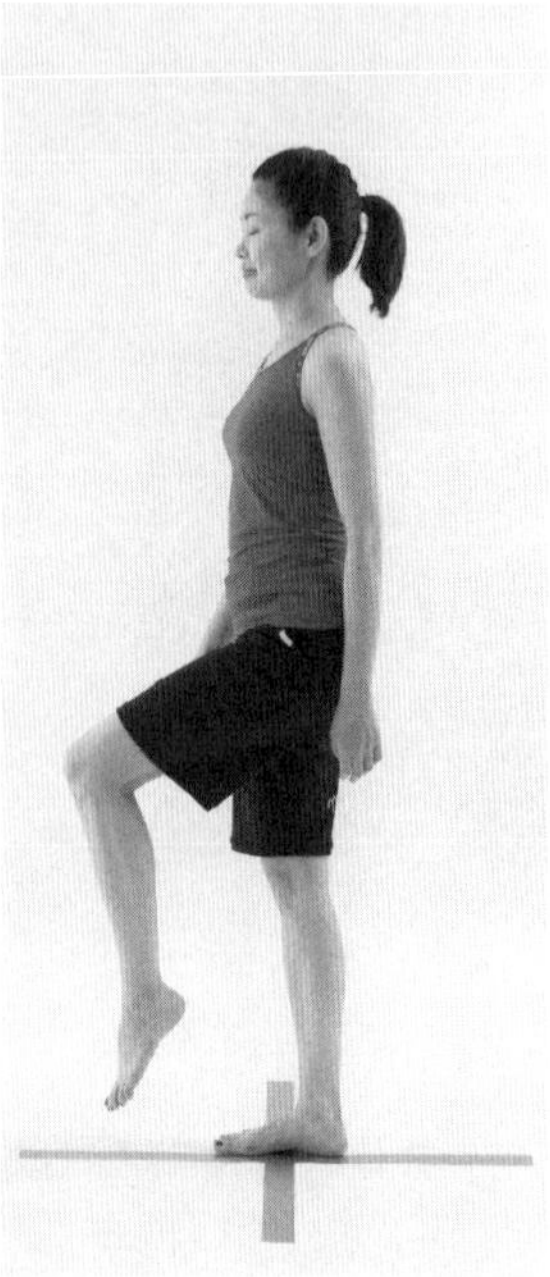

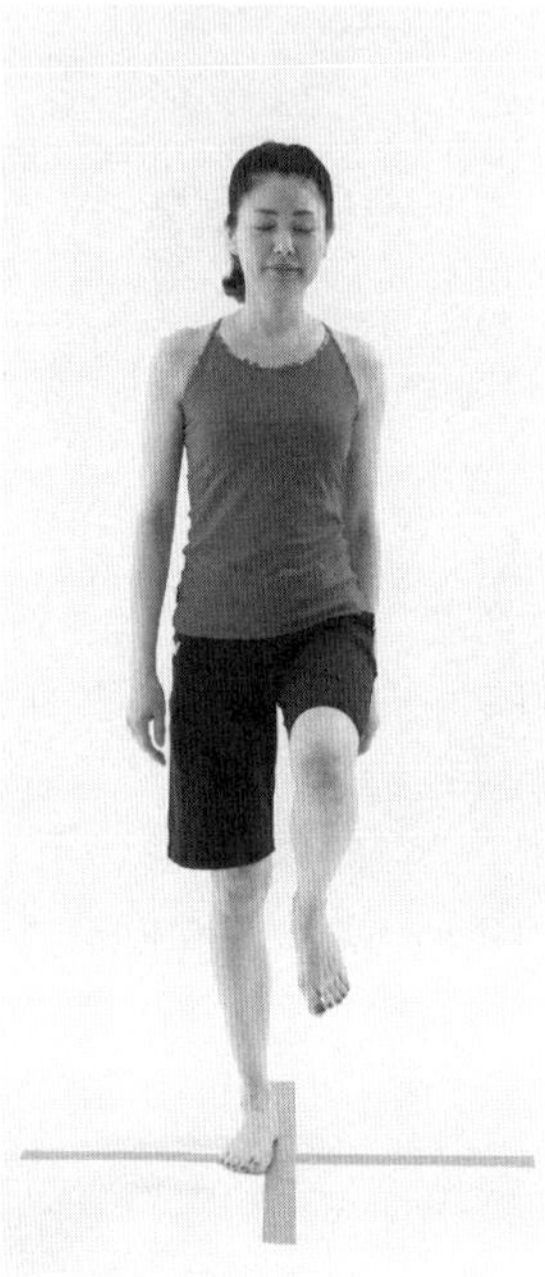

目を閉じたまま、その場で50歩、足踏みをします。1、2、3、4…と声に出して数えて。声を出すことで足踏みに集中できます。50歩終了したら目を開けて、自分がどの位置に立っているかで股関節の歪み具合を判定します。

【50歩チェックの結果を判定】

さて、50歩足踏みをし終わって目を開けたとき、あなたはどの位置に立っていましたか?　下の図を参考にして、自分が立っている場所はどのあたりかを確認してみてください。

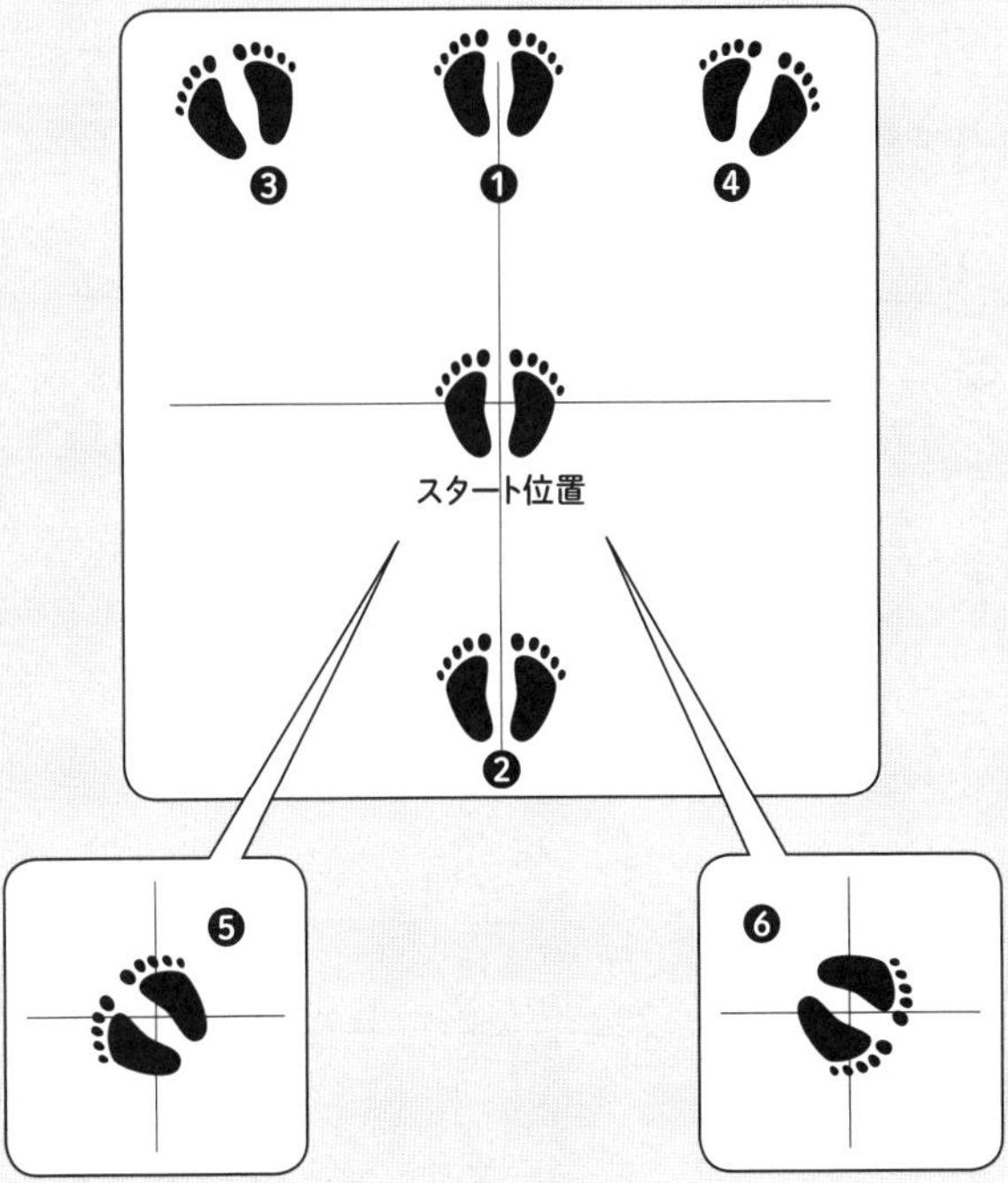

❶前かがみタイプ

クロスの中央から、ほぼまっすぐ前に進んだあたりで、足の向きはまっすぐのままか、左右のどちらかに少し傾いた状態。首と肩が前傾になり、上半身が前かがみになりやすいタイプです。両脚の太ももと腰が太く、脚がむくみやすいのが特徴。

❷うしろ反りタイプ

クロスの中央から、ほぼまっすぐ後ろに下がったあたりで、足の向きはまっすぐのままか、左右どちらかに少し傾いた状態。あごに力が入りやすく、背中が反りやすいタイプです。ひざが曲がっていて、ひざ裏の筋肉が弱く、足と脚に歪みあり。

❸右利き足タイプ

クロスの中央から、左斜め前方に進んだあたりで、足の向きはスタート時のままか、左右のどちらかに少し傾いた状態。右側に重心がかかりやすいタイプです。歩くときに右脚、太もも、腰に力が入り、右の股関節まわりが硬く、太くなりやすいです。

❹左利き足タイプ

クロスの中央から、右斜め前方に進んだあたりで、足の向きはスタート時のままか、左足のどちらかに少し傾いた状態。左側に重心がかかりやすいタイプです。歩くときに左脚、太もも、腰に力が入り、左の股関節まわりが硬く、太くなりやすいです。

❺右回転タイプ

クロスのほぼ中央にいるけれど、足の向きが左方向にまわっている状態の人は、脚と腰の力がアンバランスで、とくに右脚の力が強いのが特徴です。

❻左回転タイプ

クロスのほぼ中央にいるけれど、脚の向きが右方向にまわっている状態の人は、脚と腰の力がアンバランスで、とくに左脚の力が強いのが特徴です。

【美脚チェック】

～あなたはどこの関節の歪みが強い？～

ここではどの関節により負荷がかかっているのかチェックしてみましょう。まずは鏡を用意して、ご自分の脚を客観的に見てみましょう。

- □ 腰の横が張り出ている
  - → 股関節
- □ 太ももの前が張り出ている
  - → 股関節
- □ ひざ裏が伸びていない
  - → ひざ関節
- □ ひざ頭の位置が前から見ると内に寄っている
  - → 股関節　ひざ関節
- □ ひざ頭の位置が前から見ると外に離れている
  - → 股関節　ひざ関節
- □ ふくらはぎの外側が張り出ている
  - → 足首関節
- □ 外くるぶしと内くるぶしの高さが違う
  - → ひざ関節　足首関節
- □ 足の甲が硬く分厚い
  - → 足の関節
- □ 靴底の減り方に偏りがある
  - → 足の関節
- □ 外反母趾、巻爪、ハンマートゥ、魚の目…足のトラブルがある
  - → 足の関節

美脚をつくる11のエクササイズ

50歩チェックの結果はいかがでしたか？

目を開けた瞬間、自分が立っている場所に驚いた方も少なくないはずです。股関節の歪みは、これほどまでに動き方に影響を与えるのです。

また、美脚チェックをして、ご自分の脚に幻滅してしまった……という方もいるかもしれません。

人は体重の重みを股関節、ひざ関節、足首関節、足の関節で受けています。どこでより重みを受けているかによって、人それぞれ脚の形も変わってくるものです。

「本当にこの脚が変わるのかなあ……」とお思いの方、大丈夫ですよ！

脚の偏りを自覚することが、美脚づくりの第一歩です。どの部分を重点的にエクササイズすればいいいか、一目瞭然ですから。

では早速ここから、美脚をつくるエクササイズをご紹介していきます。

まずは、美脚の要となる股関節をほぐすストレッチからスタート。

続いて、股関節の次に負荷がかかりやすい、ひざ関節、足首関節という順に進めていきます。

もちろん、自分が気になる部分を集中的にやりたい！　という人はそれでもかまいません。

前肩が気になるという人は、肩関節のエクササイズから始めるのもいいでしょう。

50歩チェックと美脚チェックの結果を参考に、自分のタイプに合わせたエクササイズを選んでみてください。

どれもとっても簡単で、足をほっそり長くさせる即効性があるものばかり。

毎日の習慣にして、自慢の美脚を早速手に入れましょう！

股関節をほぐす

まずは、美脚の要、股関節をやわらかくほぐすウォーミングアップから始めましょう。

これからご紹介する2つのエクササイズをやってみて、「意外ときつい！」と驚く方もいるかもしれません。

でもそれは、それだけあなたの股関節が硬いということ！

股関節が硬いままでは、回したり、曲げたり、振ったりと、肝心の股関節を整えるエクササイズすらままなりません。

股関節をつねにやわらかい状態にしておけば、日々の生活習慣でまた少しづつ歪んでしまっても、すぐ元の位置に戻すことが可能です。

この2つのエクササイズを日々の習慣にして、歪み知らずの柔軟な股関節を手に入れましょう。

①コロンコロン体操

股関節をやわらかくほぐす！

左右にコロンコロンと体を倒すだけで、股関節をほぐせるエクササイズ。首と背筋を伸ばし、お腹を引っ込め、おでこを上げて下を向かないように注意して。

1

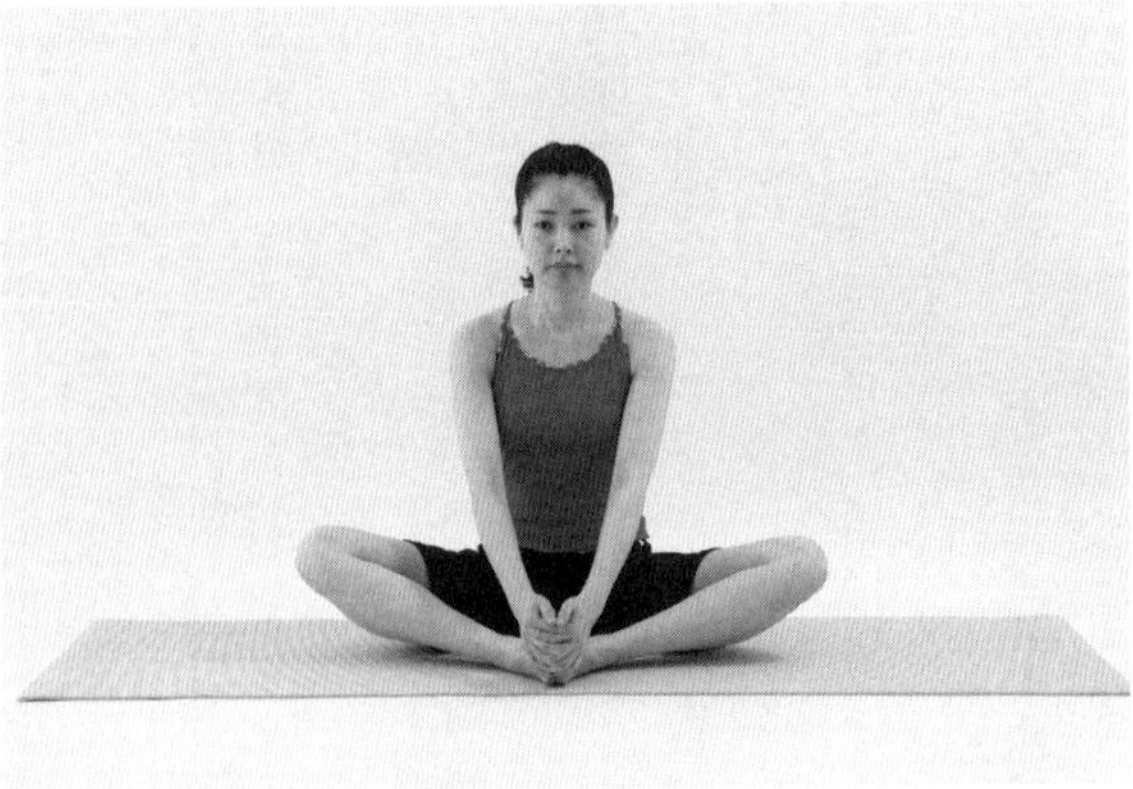

両足の裏を体の中央で合わせて座り、両手で足をできるだけ体のほうに引き寄せます。上体が倒れないように注意して。

2

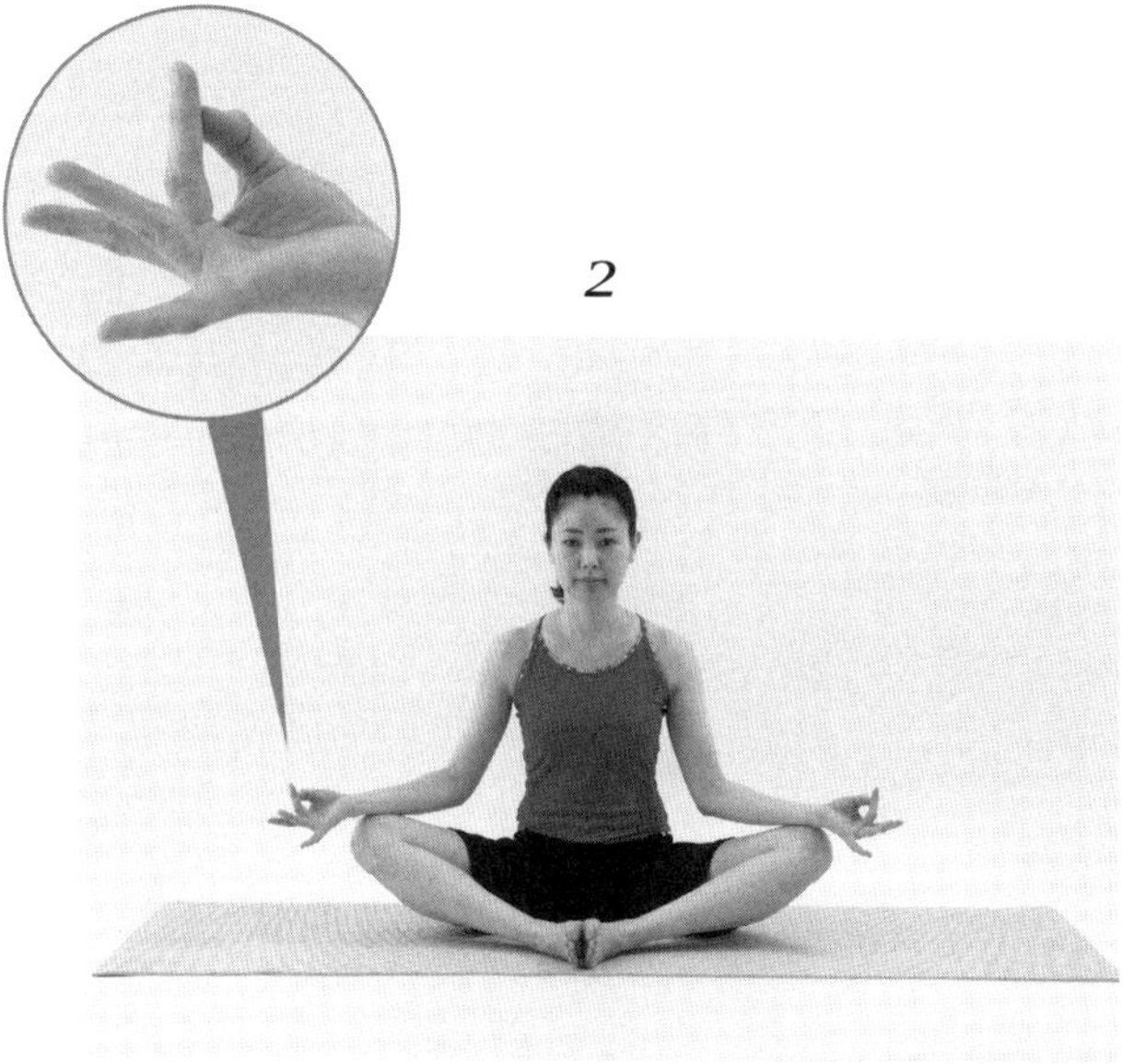

足から手を離し、両手首をひざの上に置きます。このとき手は、キツネ手に。親指と中指の先を合わせて輪をつくり、残りの指は伸ばします。次に、親指の先を中指の第一関節まで移動させます。

3

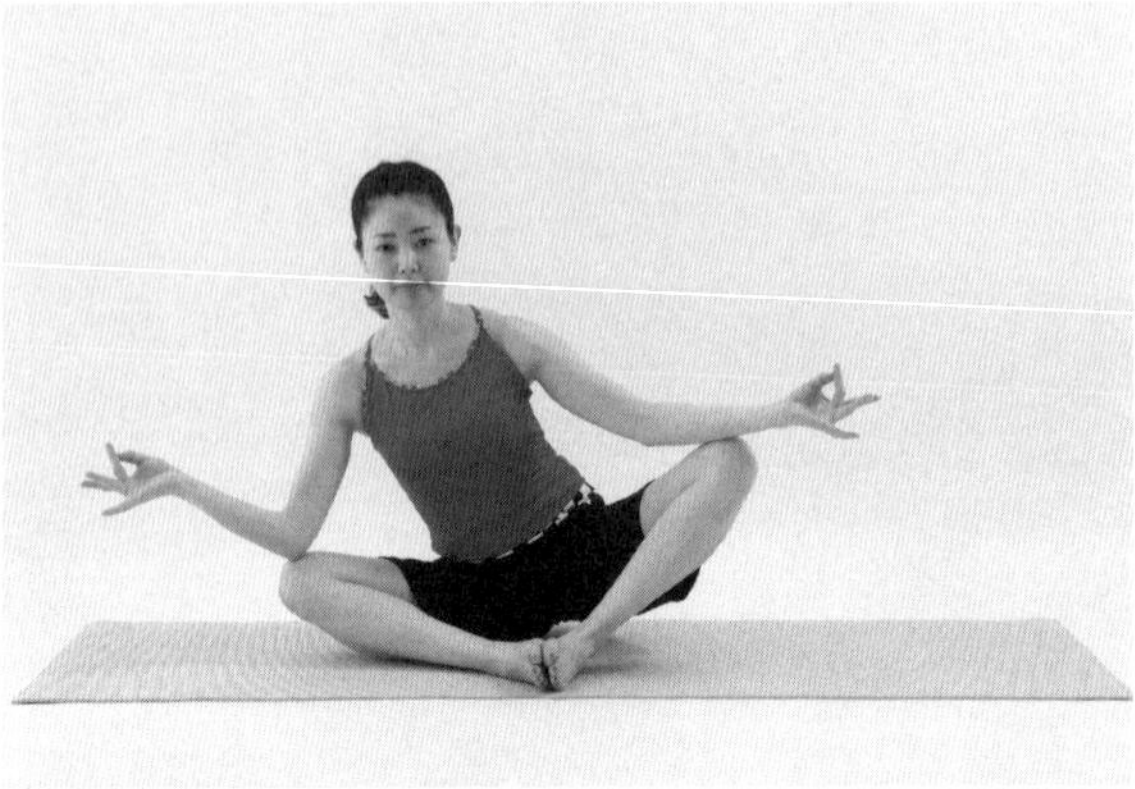

片方のひじを曲げて、ひざの内側の上に乗せます。右斜め45度くらいに体を倒し、ふくらはぎが床についたら、ひじを離して2の姿勢に。

4

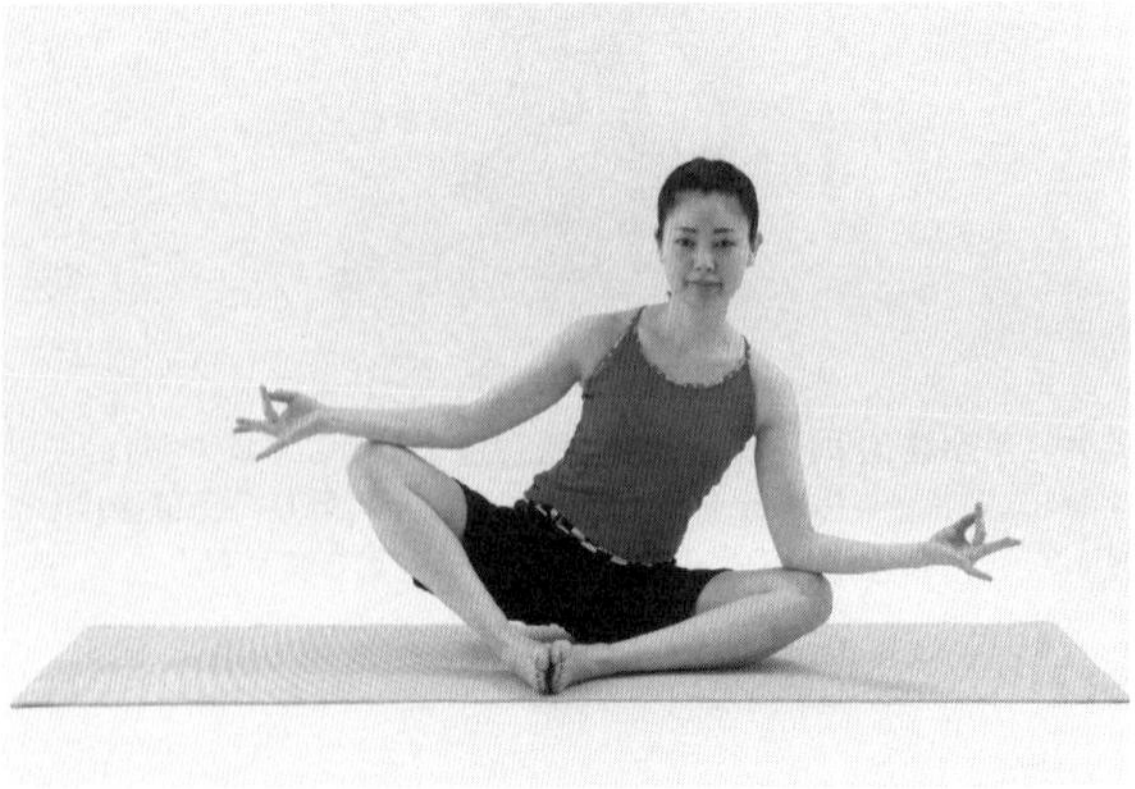

3と同様に今度は左斜め前45度くらいに体を倒し、ふくらはぎが床についたら、ひじを離して2の姿勢に。この1セットを5回繰り返します。

②お尻歩き

骨盤を左右対称にする！

股関節をやわらかくし、骨盤を左右対称にするエクササイズ。背筋を伸ばし、お腹を引っ込めるのがポイント。おでこを上げて、下を向かないように注意。4セットを目安に行います。

1

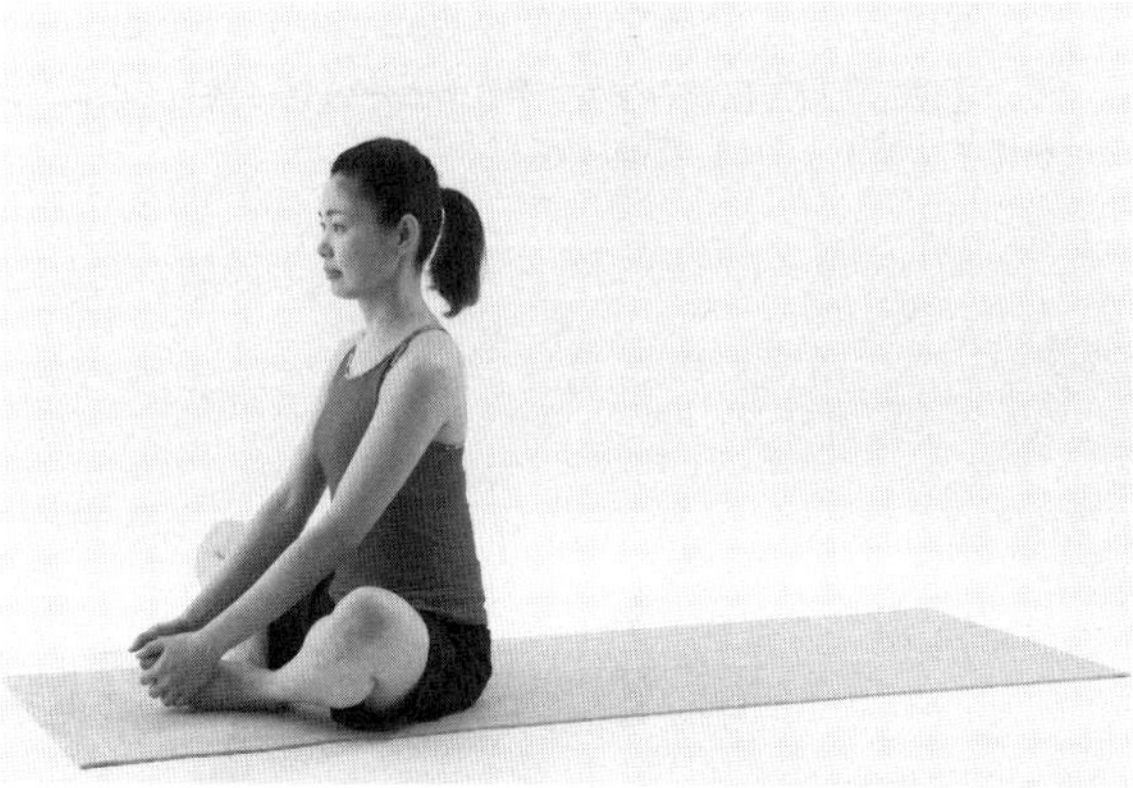

両足の裏を体の中央で合わせて座ります。お尻で後ろに歩くので、自分の後方に1畳分ほどのスペースを確保しておきましょう。

2

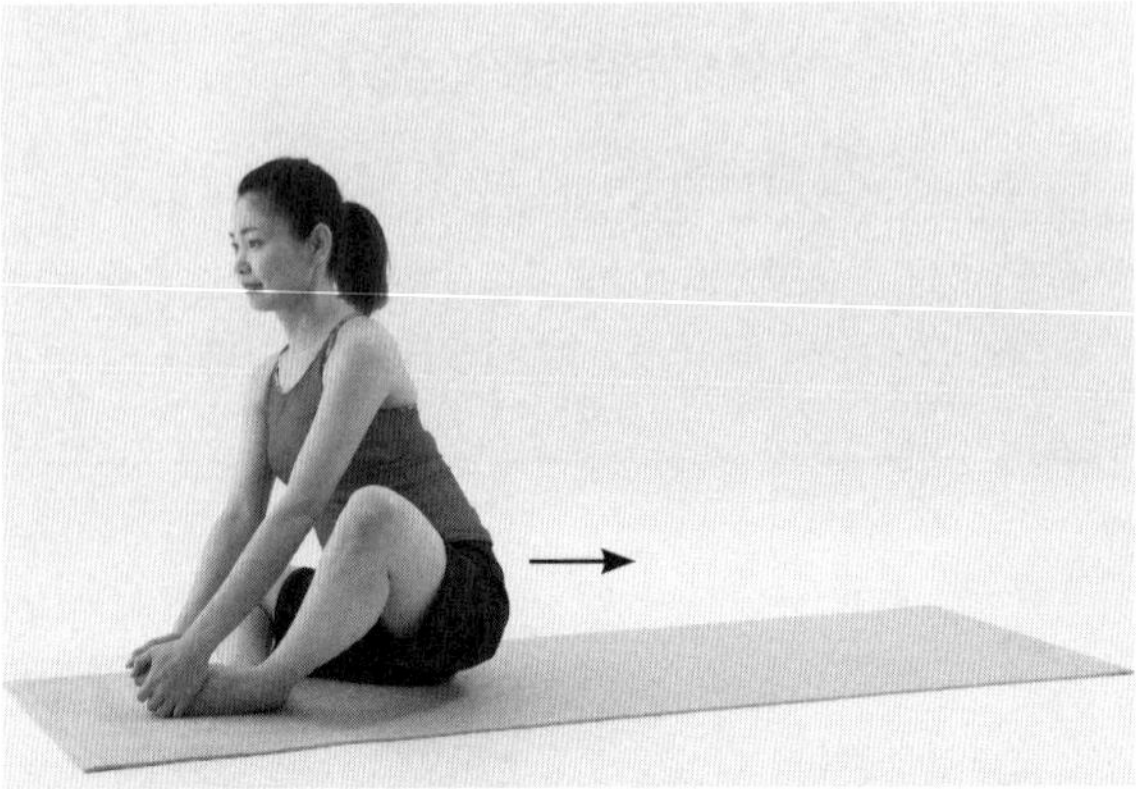

お尻だけを使って後ろに進みます。手と足はその場に残したまま、体だけを後ろに運ぶようにして、まず左から一歩。

3

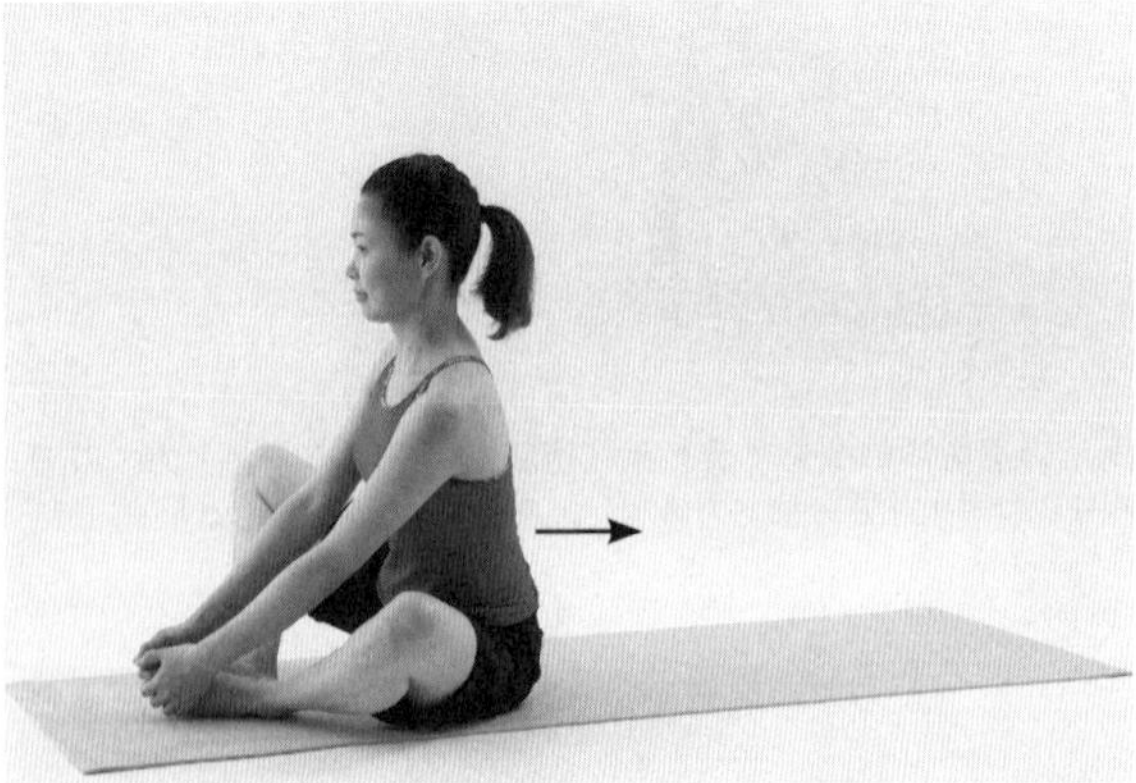

続けて右に一歩、進みます。このようにして、左、右、左、右とリズミカルに後退し、合計で4歩進みます。

4

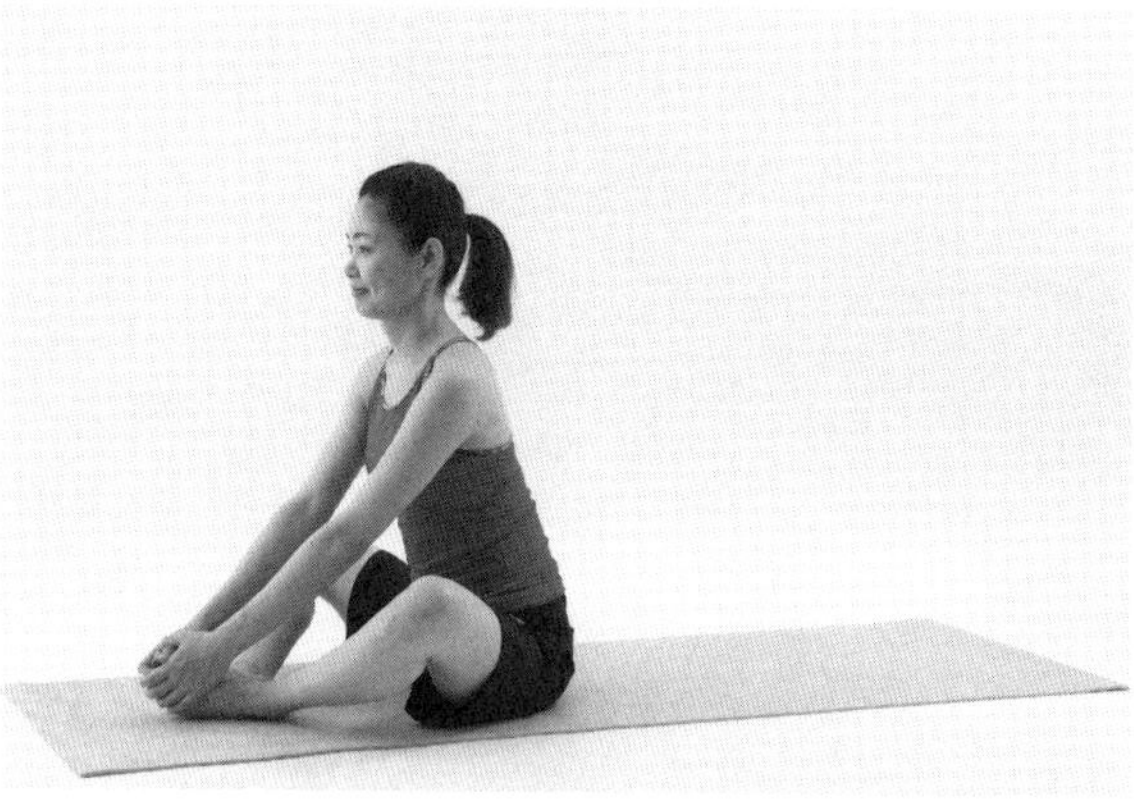

体が足から離れたこの状態が、4歩進んだ状態です。

5

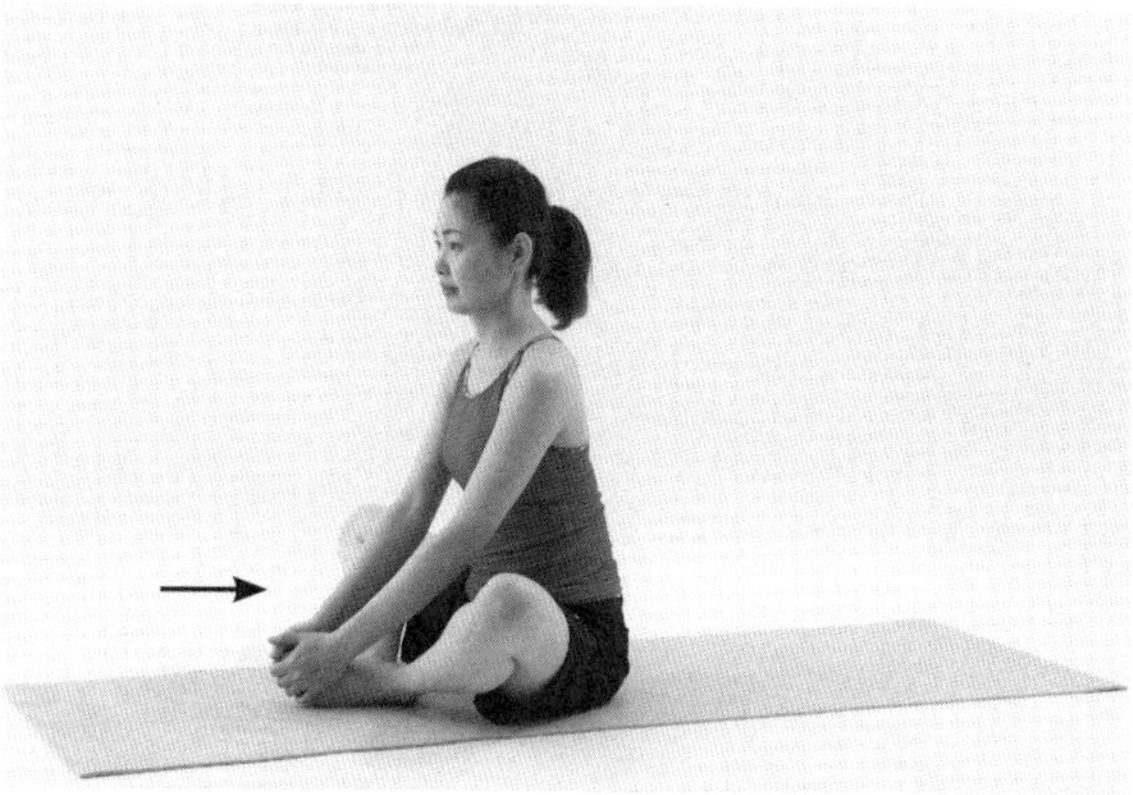

体から離れた足を手でまっすぐ引き寄せて1の姿勢になるようにします。足を引き寄せたら、引き続き、後ろに歩きます。

6

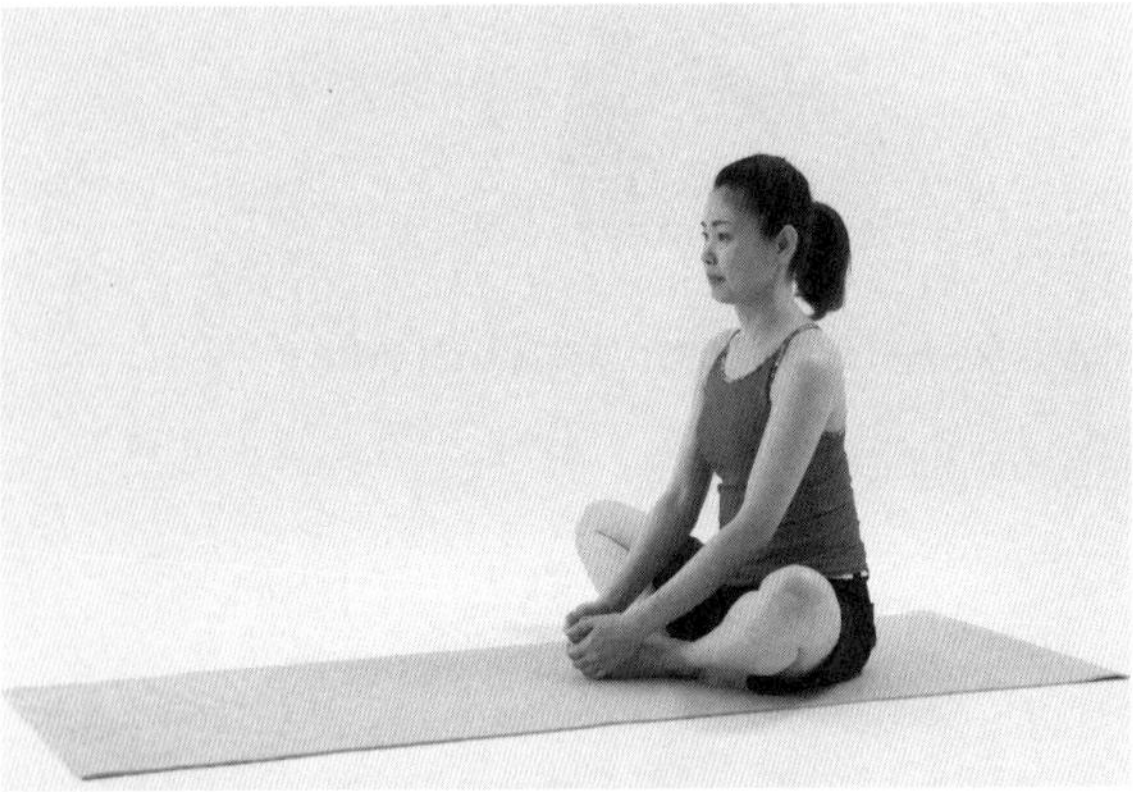

ここまでを4セット行います。写真は4セット行った状態です。だいぶ後ろに進んでいますね。

股関節を整える

ウォーミングアップで股関節が十分にほぐれたら、早速、股関節を整えるエクササイズに進んでいきましょう。

ここでは、O脚、X脚、XO脚といった脚の歪みに効果的な「股関節ストレッチ」、脚うら筋を鍛えて、お尻位置まで引き上げる「うつぶせひざ回し」、股関節が整ってお腹も引っ込む「お尻たたき」の3つのエクササイズをご紹介します。

どれもベッドの上で簡単にできるものばかりですが、ただなんとなくやっていても、100パーセントの効果は得られません。お腹をしっかり引っ込めて、股関節が動いてることを意識しながら行うことがポイントです。

③股関節ストレッチ

脚の歪みを直してスラリと美脚に！

股関節をやわらかくして歪みを改善し、すらりとした美脚に導くエクササイズ。股関節だけでなく、ひざ裏、背骨までイッキにほぐせるストレッチ。左右片方ずつ5回を目安に行うのがポイント。

1

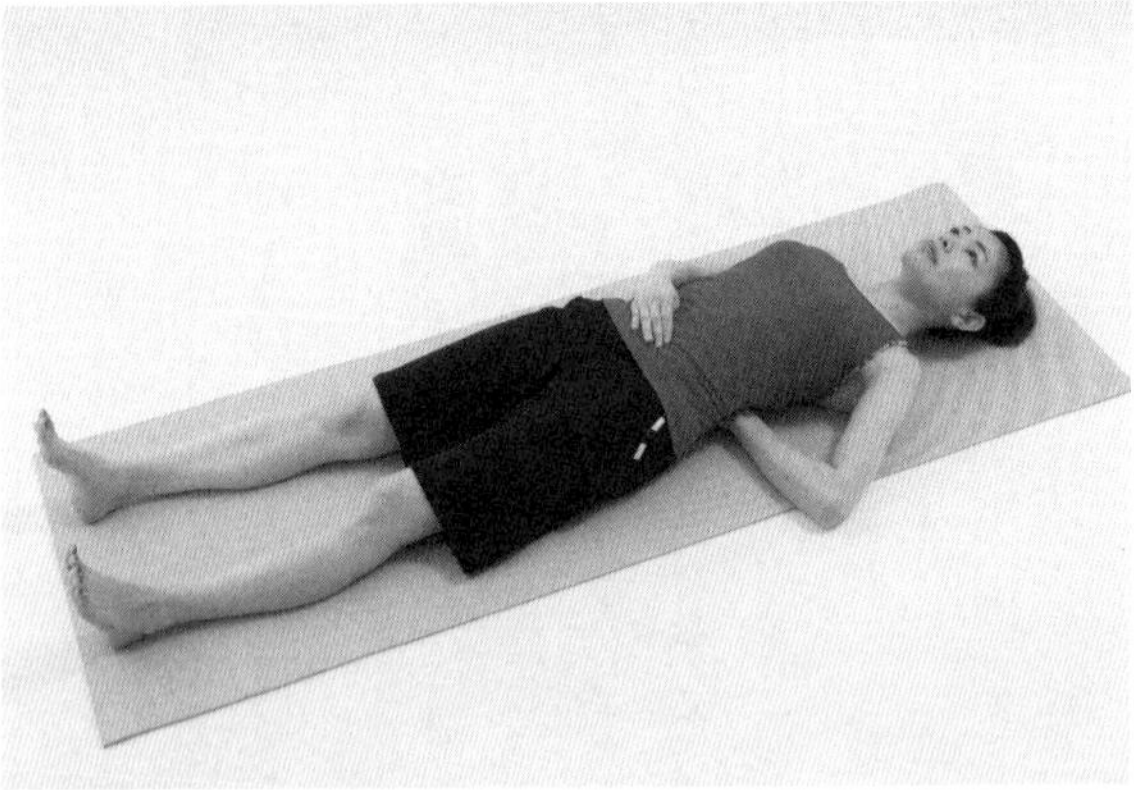

両脚を揃えてあお向けになり、つま先を天井に向ける。行うほうの脚の手をお腹にあて、もう片方を背中に。ここでは、右脚からスタートするため、右手をお腹にあて、左手を背中に入れます。

2

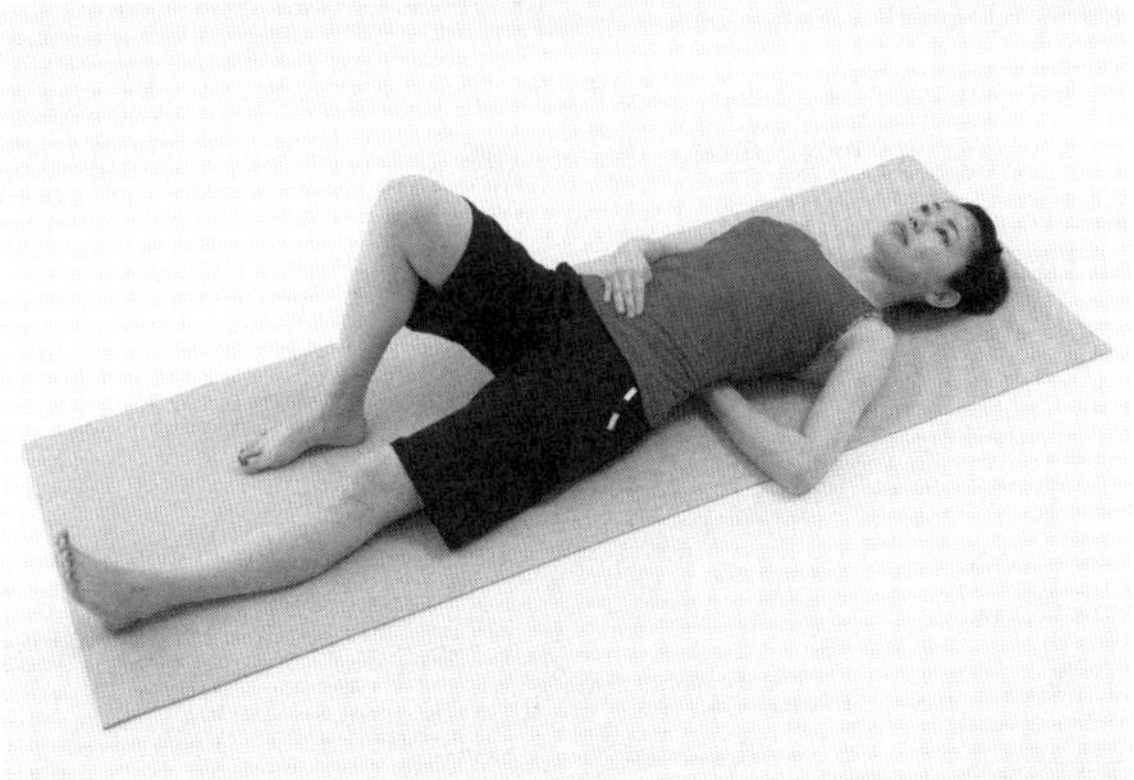

まず、左のかかとをスーッと伸ばす。次に、右の足裏で床を擦りながら、右ひざを曲げていきます。

3

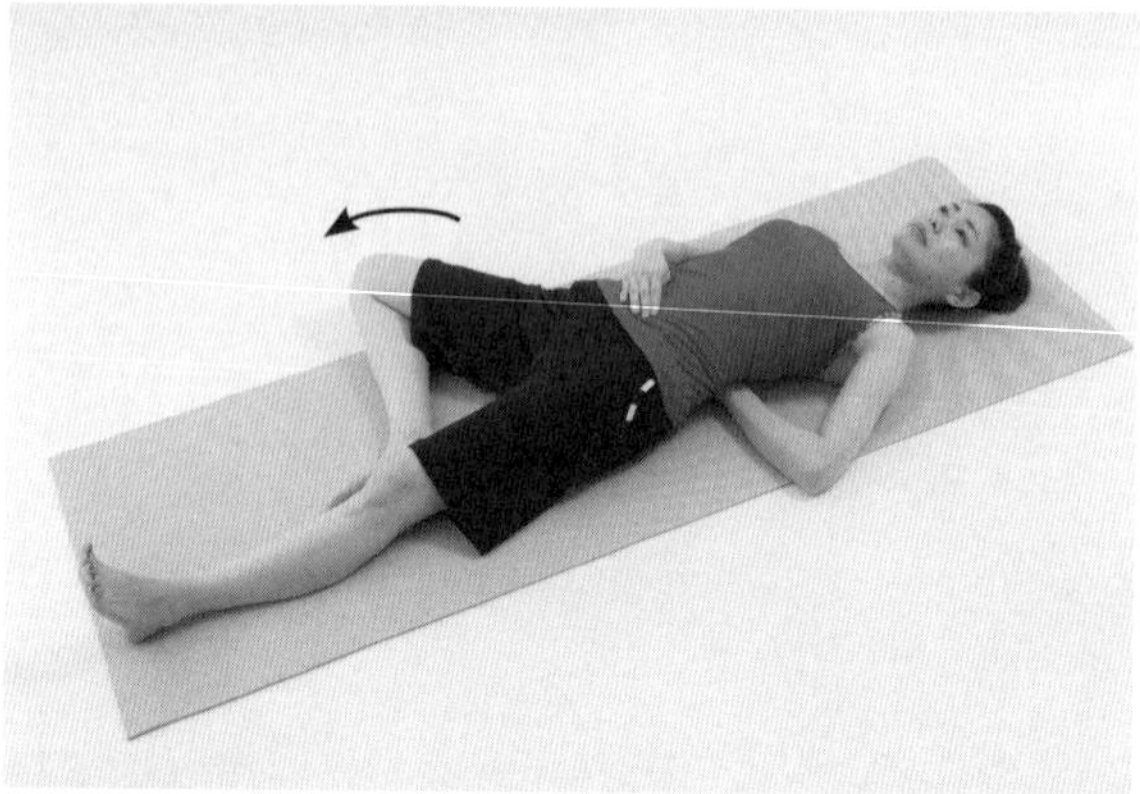

右足を左のひざあたりまで曲げたら、右ひざを外側にパタンと脱力させるようにして倒します。次に足の裏、とくに親指以外の4本の指を左ひざ側面につけます。

4

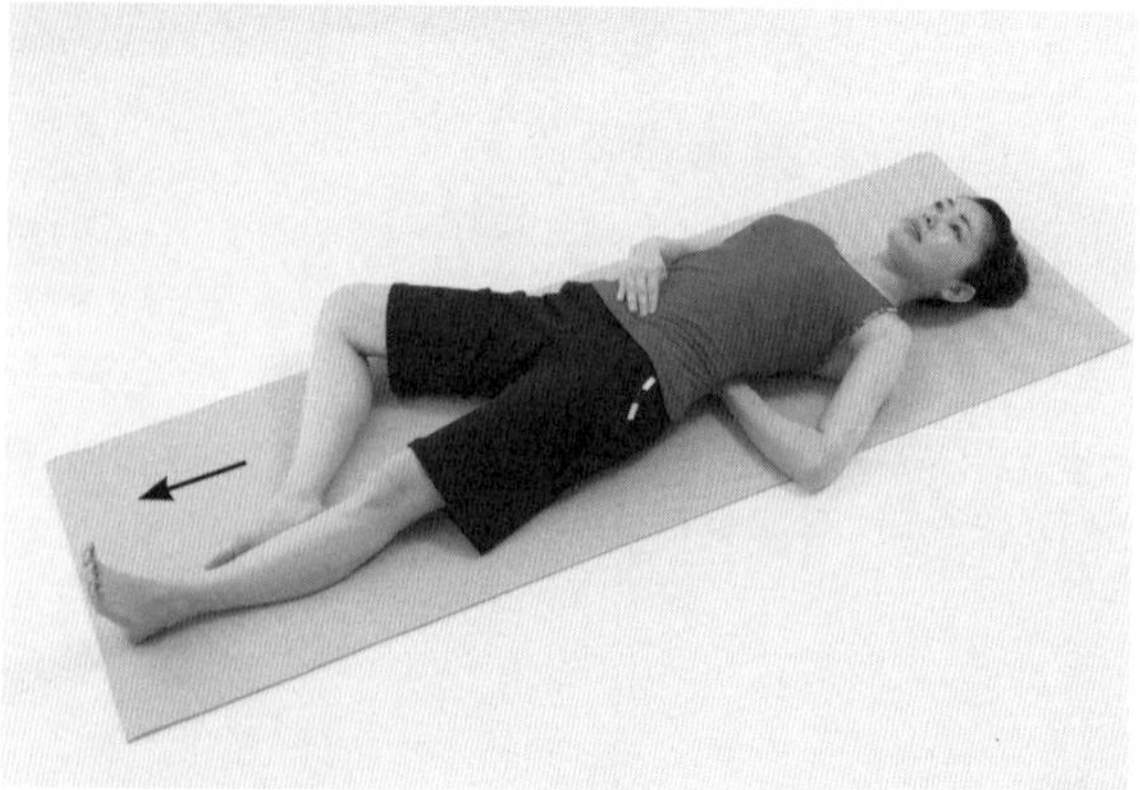

そのまま左脚に沿わせながら、両脚が揃うまで、右脚をゆっくり伸ばしていきます。

5

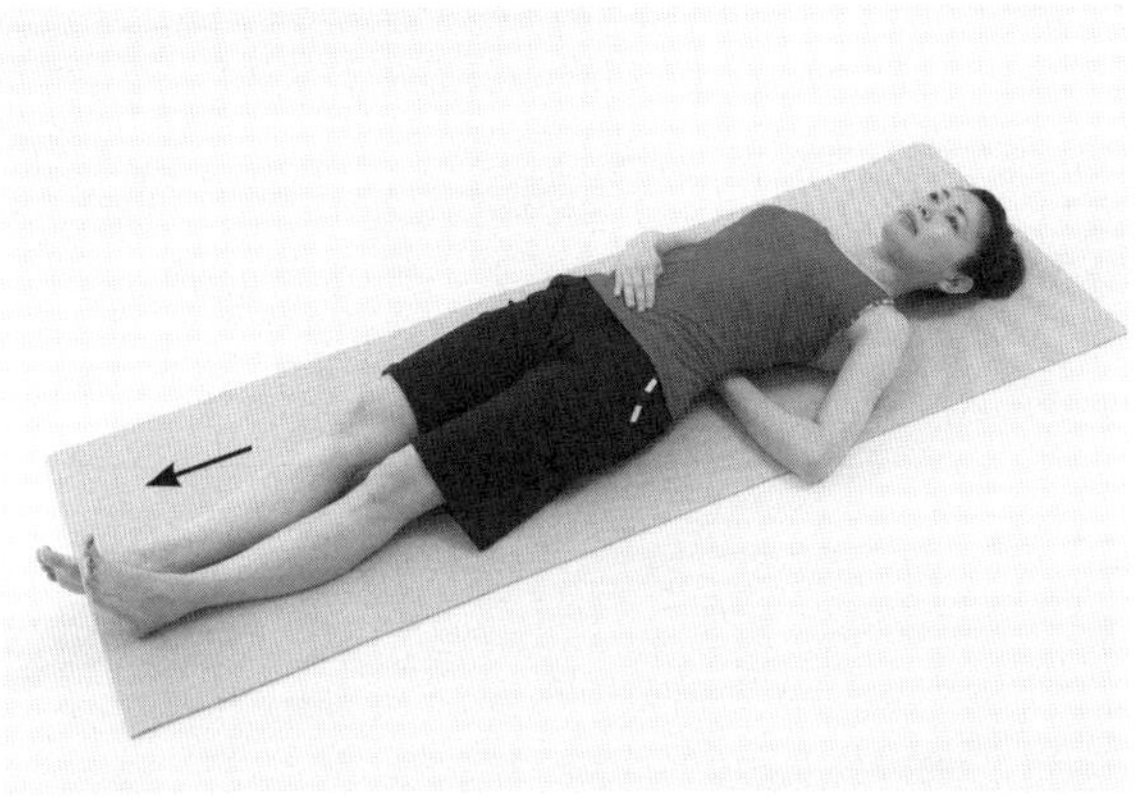

右足のかかとで左足のかかとをこするようにして脚を伸ばしきります。

6

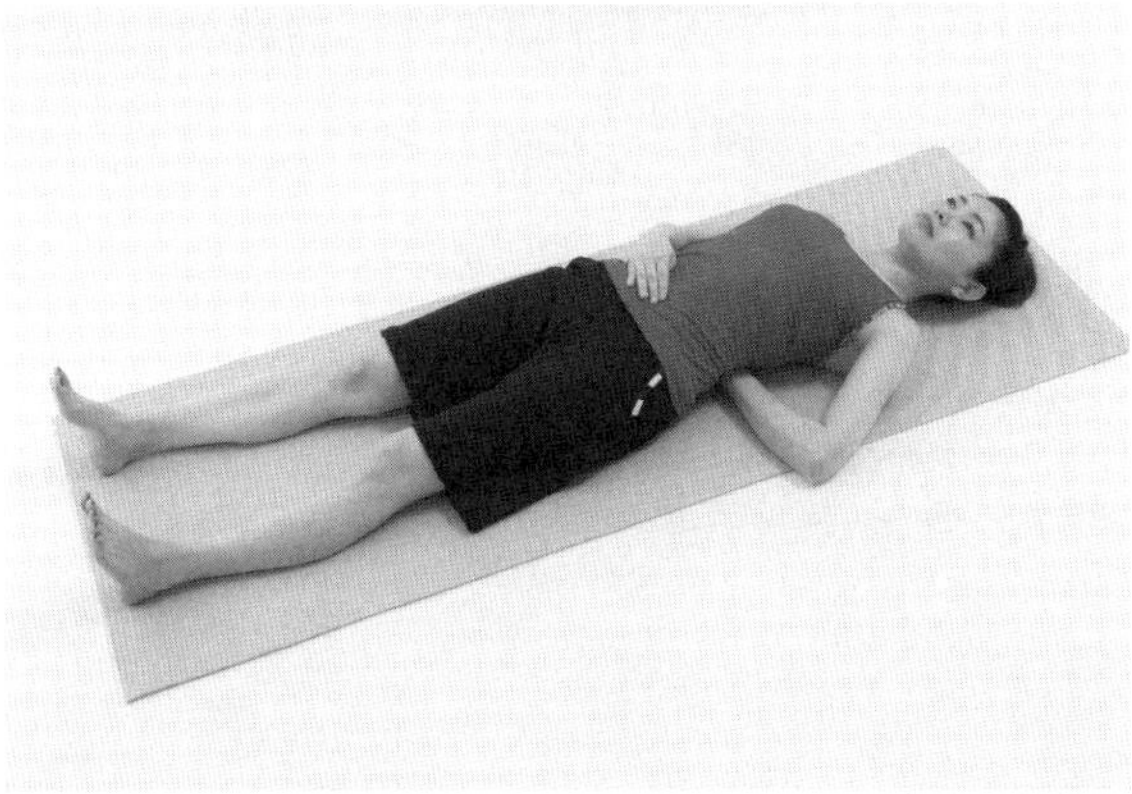

両脚が揃ったら、1セット終了。最初の姿勢に戻って、今度は左右の手を入れ替えて左脚を同様に。左右交互に5セットずつを目安に行いましょう。

④うつぶせひざ回し

たった１回でお尻の位置がアップ！

脚うら筋にアプローチして、お尻の位置を上げるエクササイズ。肩が上がらないように注意すること。首をすーっと伸ばしながら、肩甲骨を背中の真ん中に寄せて下げるイメージで！

1

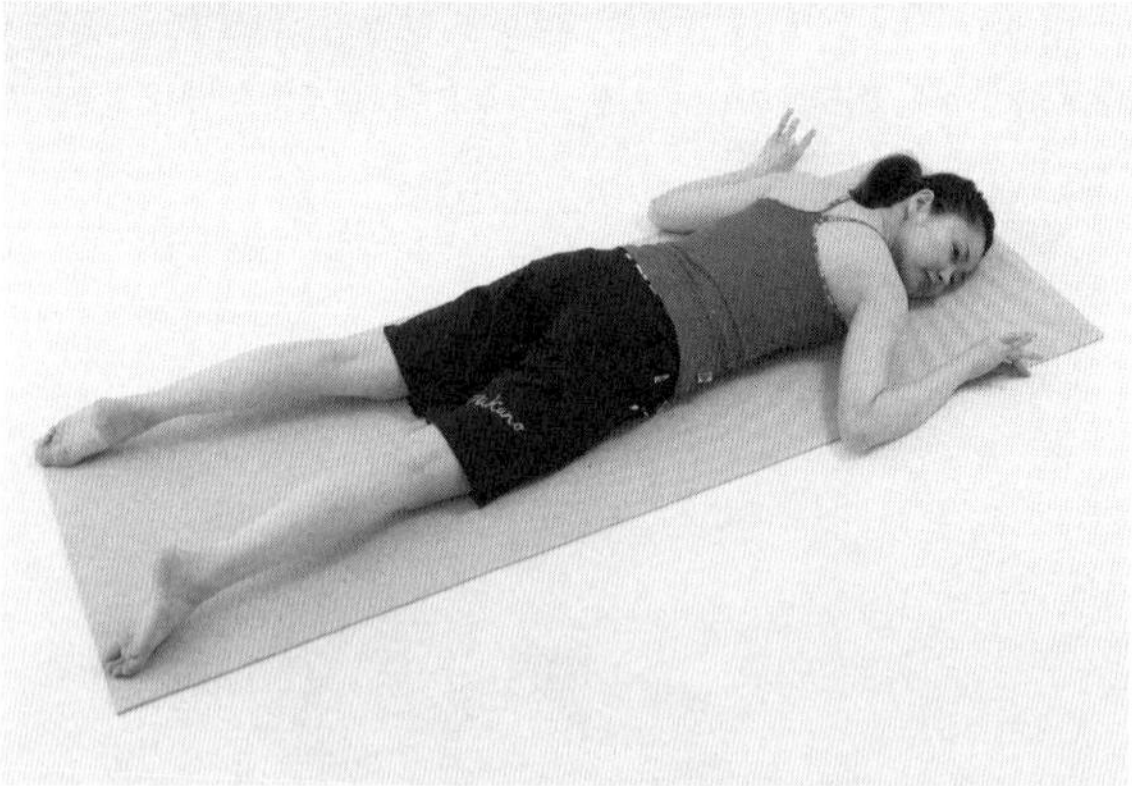

うつぶせに寝て、両脚を45度くらいに、両手は体の脇から30度ほど開きます。顔の向きは行う脚側のほうに向け、手はキツネ手に。

2

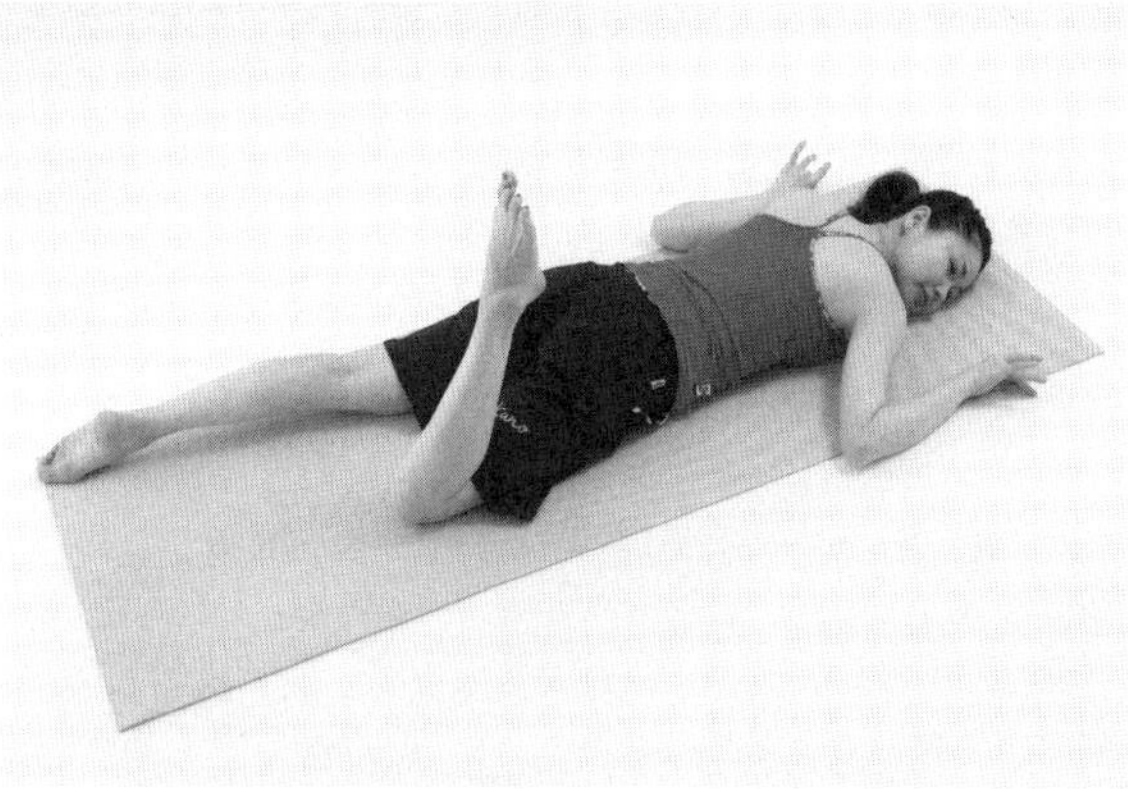

行うほうの脚をトゥシューズ足にしたまま、ひざを上に曲げます。

3

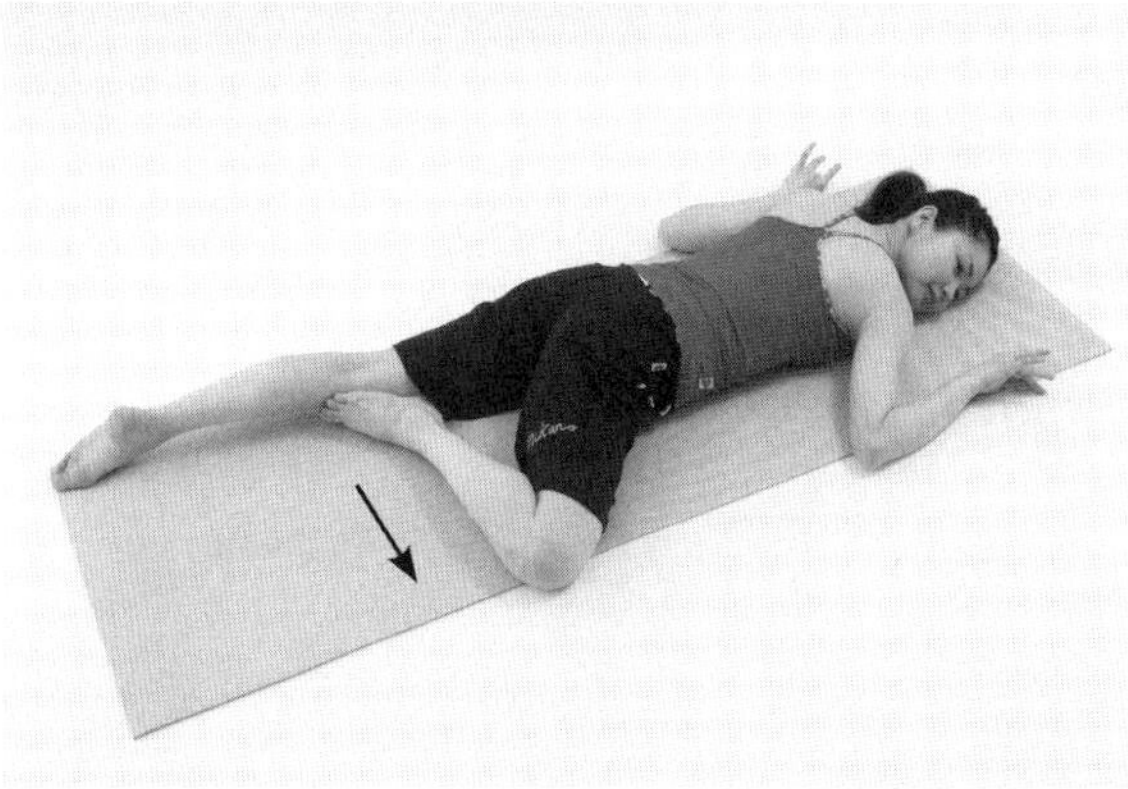

反対側の脚に足の裏をくっつけるようにして、ひざを倒します。

4

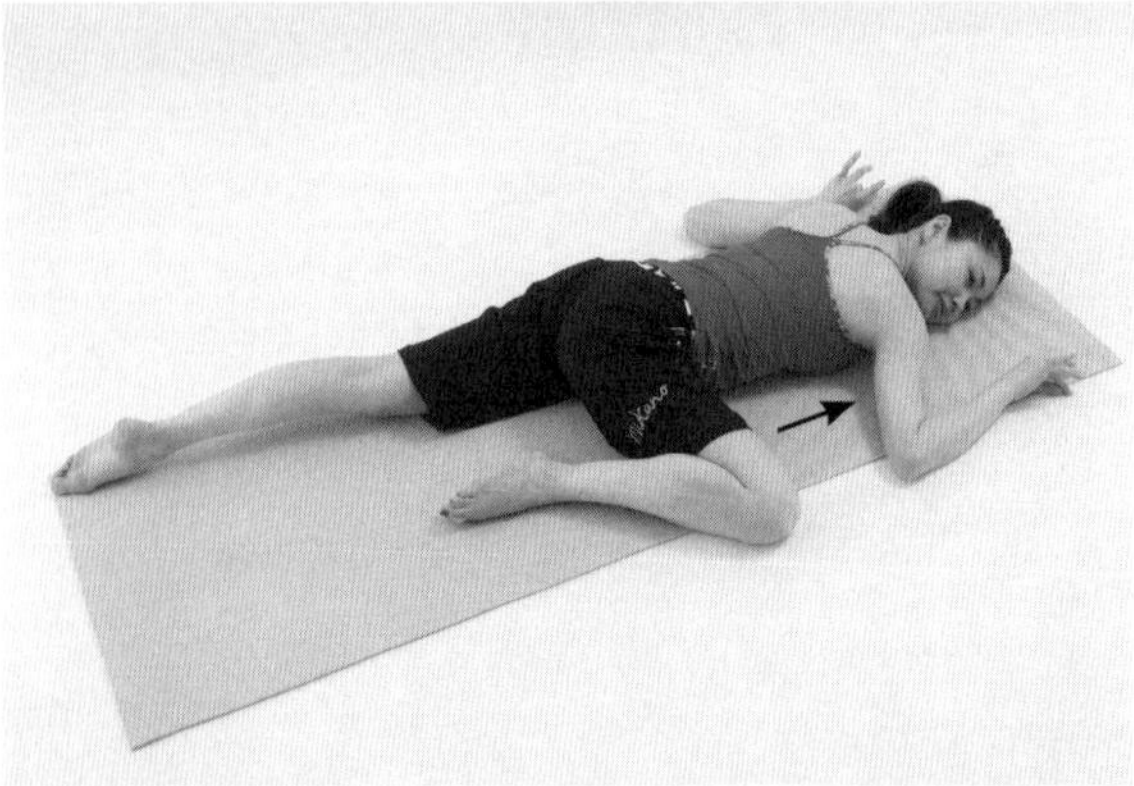

倒した脚をそのまま胸に向かって上げていきます。恥骨を床にぺったりくっつけて。

5

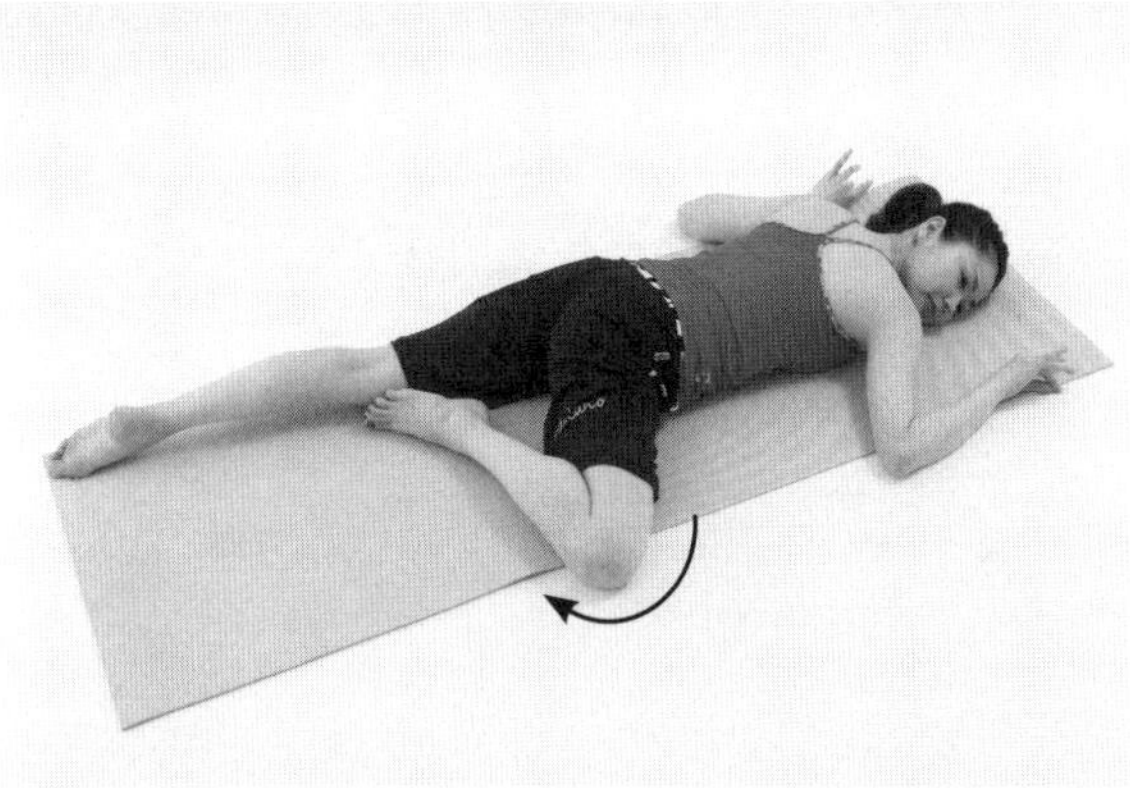

ここから脚をひざで半円を描きながら下ろしていきます。

6

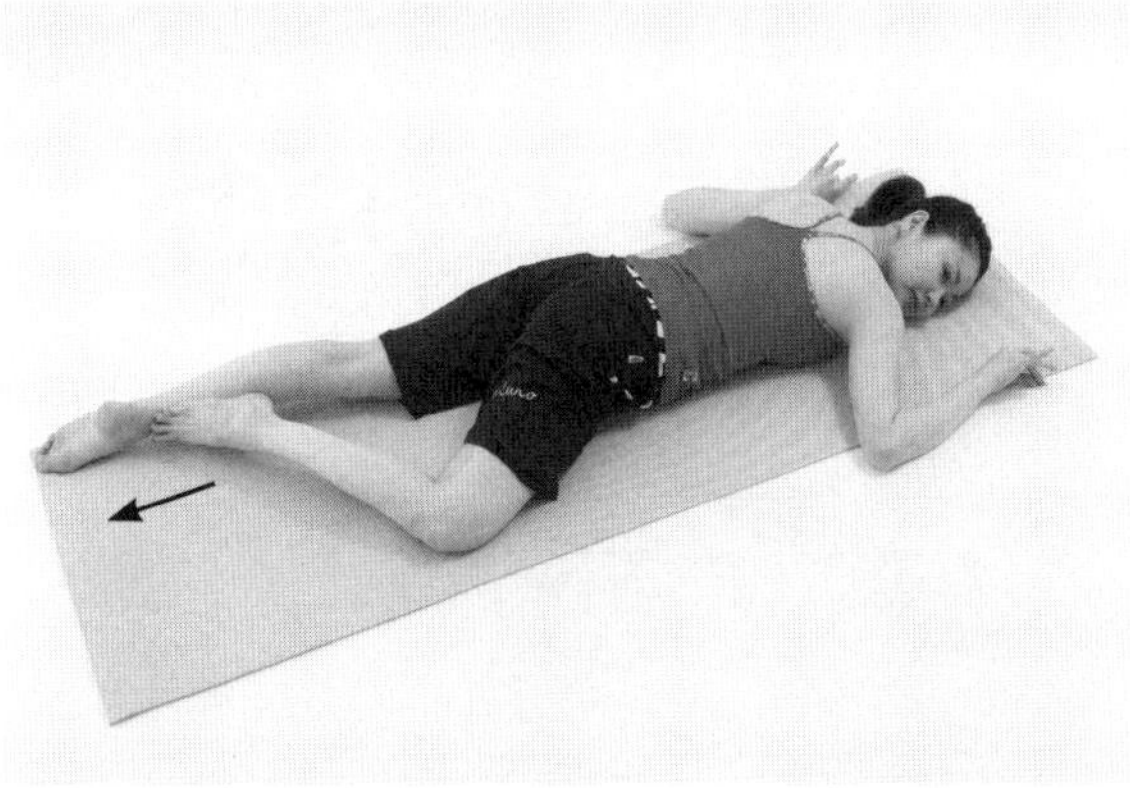

行っていない軸脚の太ももの内側横にトゥシューズ足が到着したら、足の裏を軸脚の横に沿わせながらさらに下ろしていきます。

7

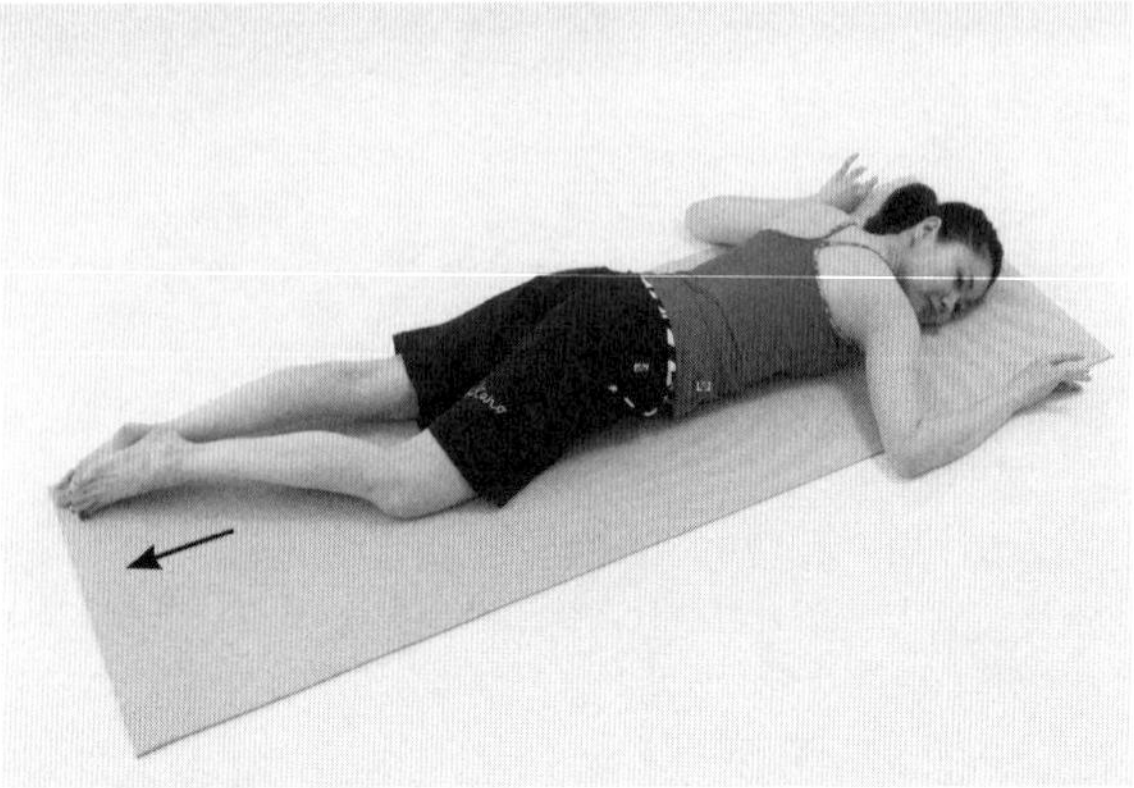

かかとで軸脚の足をこするようにして、完全に脚を伸ばしきります。

8

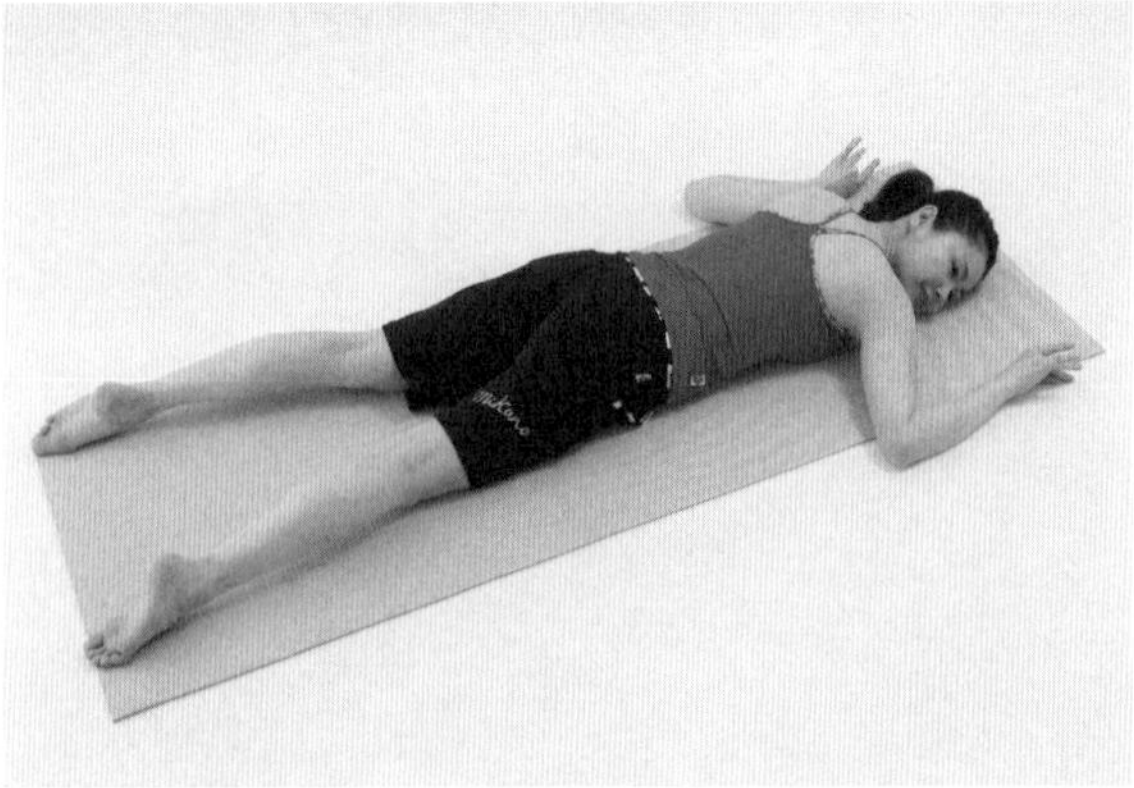

かかとを上に回転させ、ひざ裏と足底を上に向けたら、フィニッシュ。
今度は顔の向きを変えて逆脚を。片脚3回ずつを目安に行いましょう。

⑤お尻たたき

股関節をゆるめてお腹も引っ込む！

股関節をゆるめるエクササイズ。ヒップアップに効果があり。おでこを上げて首を伸ばし、お腹を引っ込めて行うのがコツ。肩にも力が入らないようにしましょう。

1

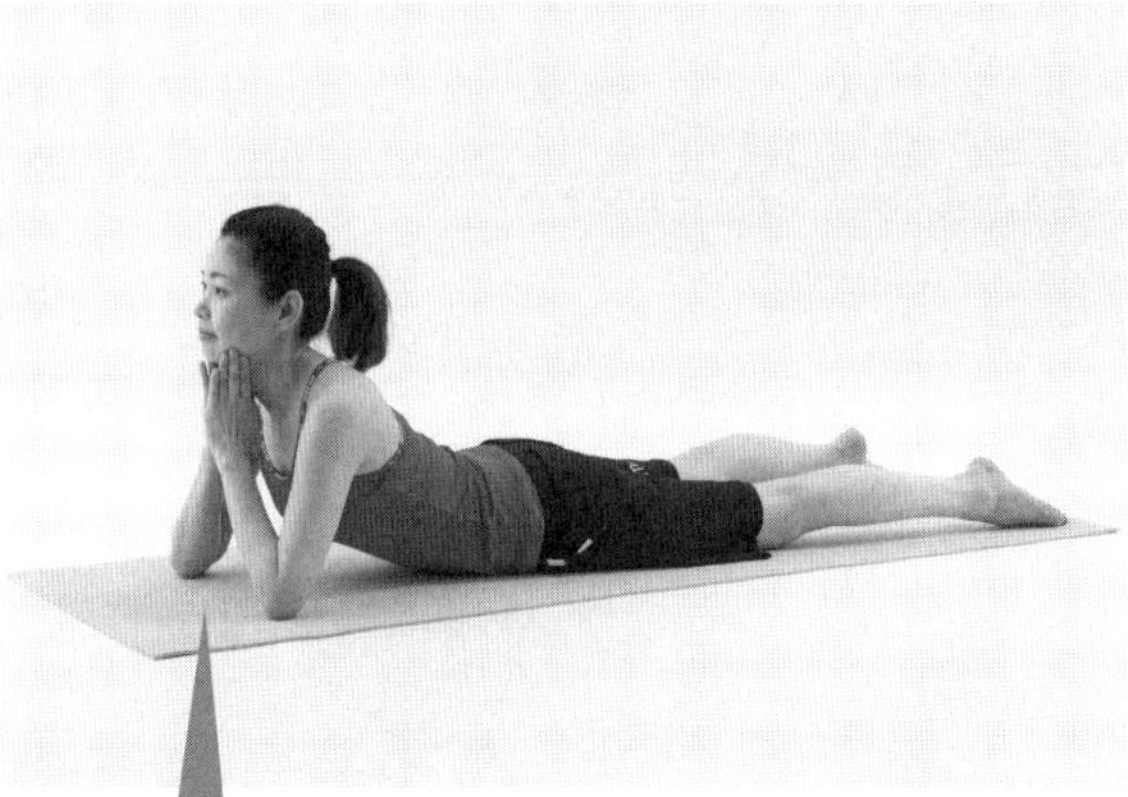

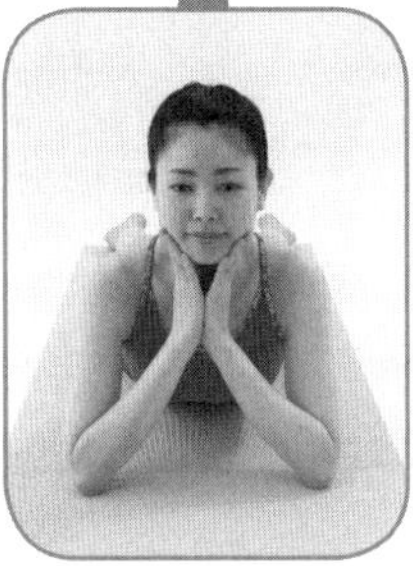

うつ伏せに寝て、脚を肩幅程度に開き、顔を上げ、人差し指から小指の4本の指先で下あごの骨を支えるようにします。

2

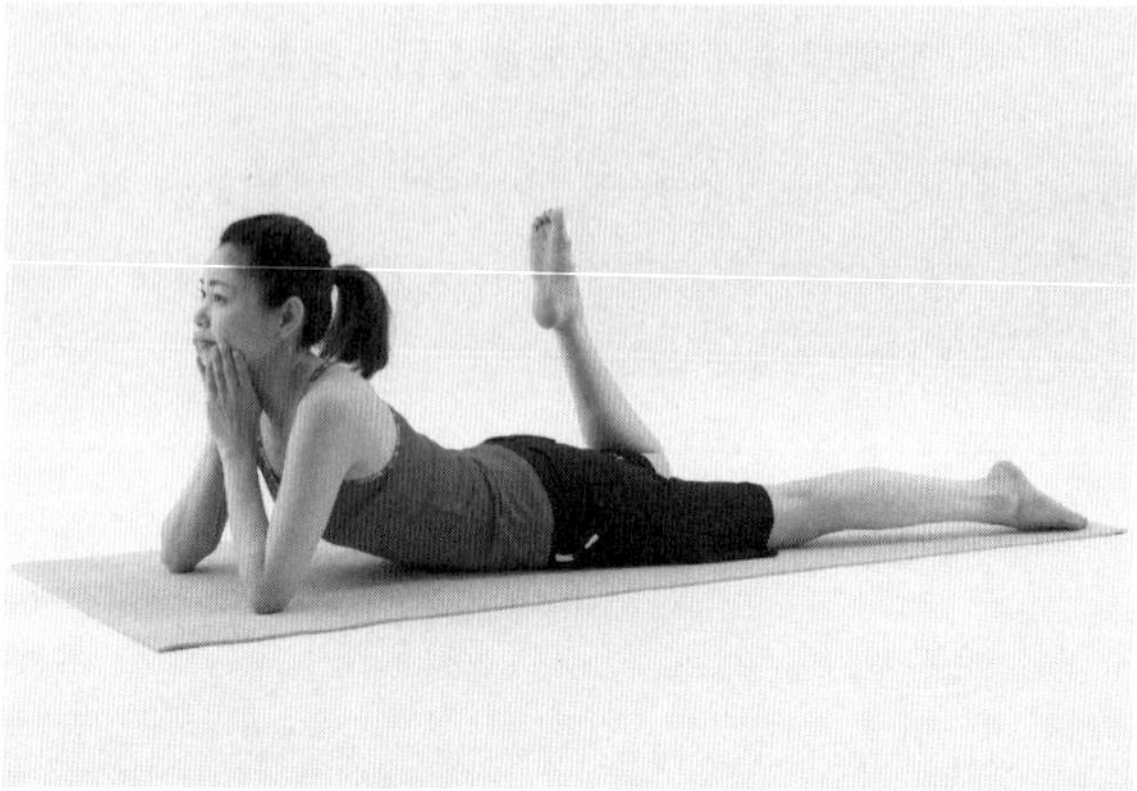

片方のひざをお尻の向きに曲げます

3

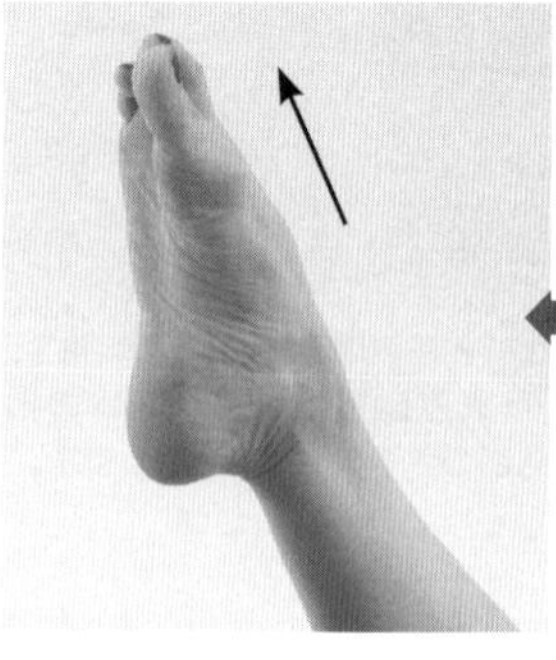

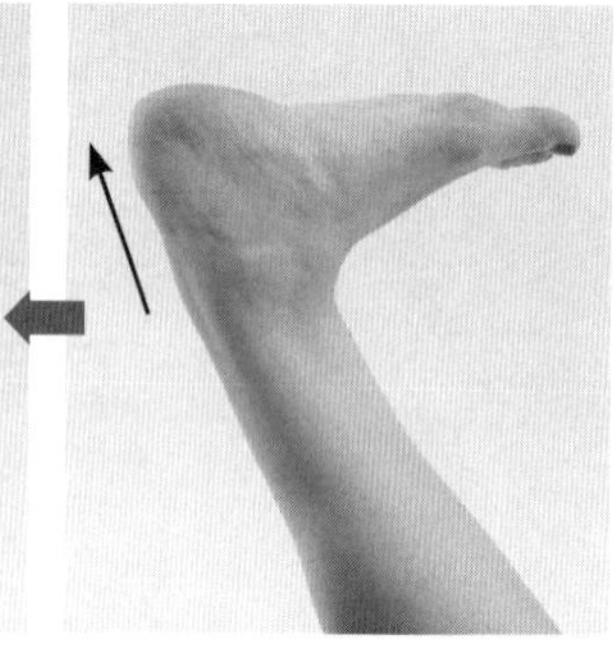

まず、かかとをぐーんと伸ばします。次に足の甲を伸ばし、足の指をキュッと丸めます。

4

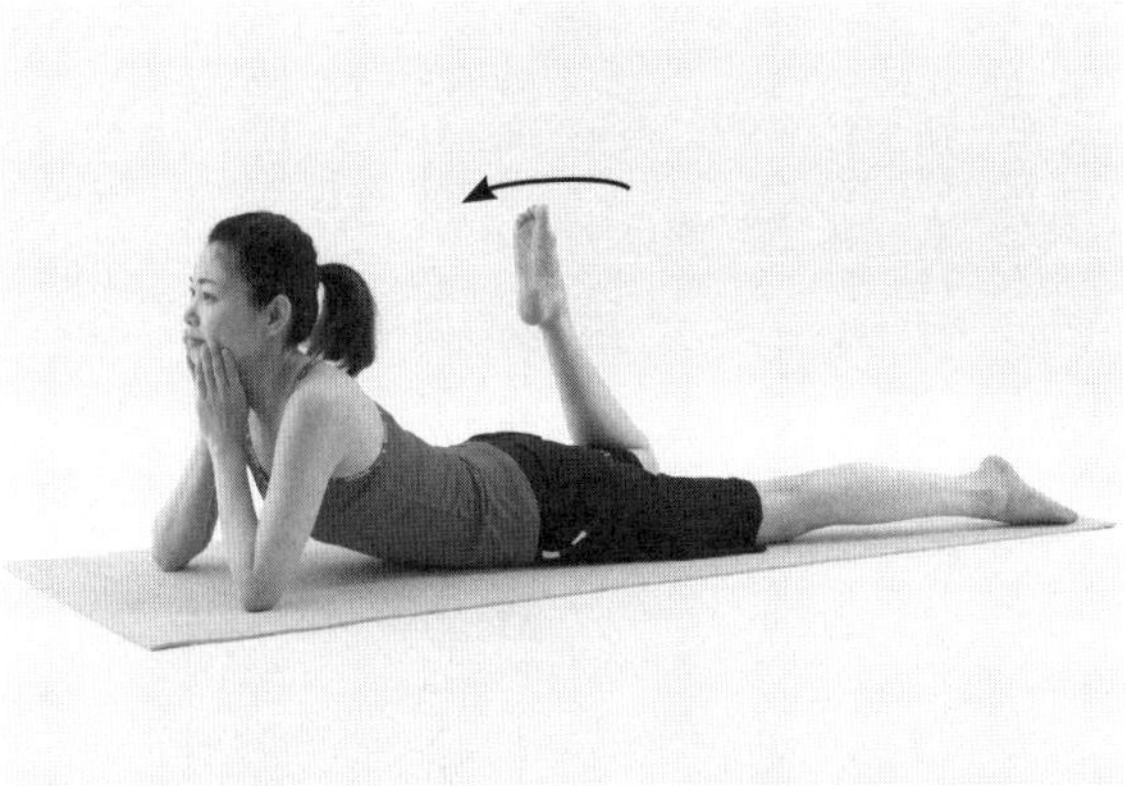

トゥシューズ足のかかとで、お尻をトントン叩きます。かかとがお尻につかない場合は、ひざを少しだけ伸ばして反動をつけてもOK。

5

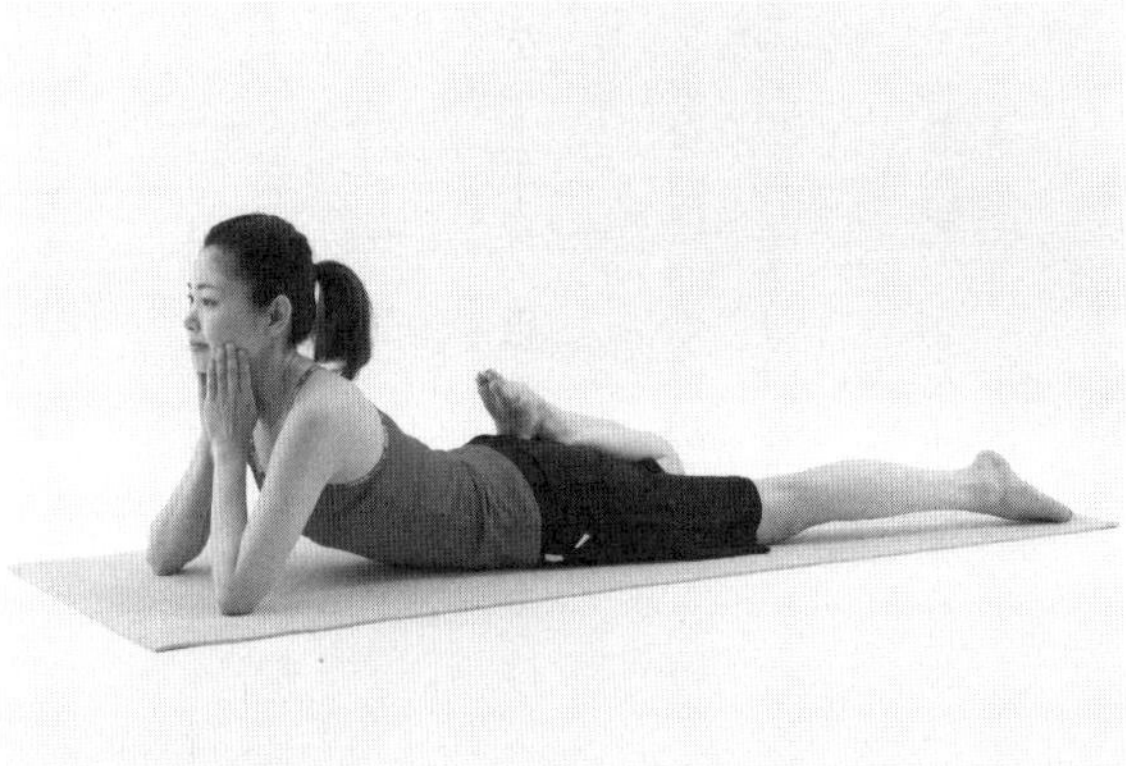

「1、2、3、4、5」と声を出して、5回お尻をトントン叩きます。これを3回繰り返してください。終わったら、脚を変えて同じように行います。

ひざ関節を整える

股関節のエクササイズをひととおり行ってみて、「なんだか脚が動かしやすくなった！」「脚が軽くなった！」と思う人も多いのではないでしょうか？

それは、股関節がしっかりほぐれている証拠です。

股関節のエクササイズに慣れてきたら、股関節の次に上半身の重みの負荷を受けやすい、ひざ関節を整えるエクササイズに進みましょう。

ここで紹介する「ひざ裏たたき」は、とてもシンプルなのに即効性があり、私のサロンの生徒さんからも、大変ご好評をいただいている自慢のエクササイズです。

まずは騙されたと思って試してみてください。

1週間も続ければ、ひざ裏の筋肉がよく伸びるようになって、脚をまっすぐ伸ばせるようになるはずです！

⑥ひざ裏たたき

ひざ裏を伸ばして脚を細く長く整える！

ひざ裏を伸ばし、下半身をほっそりと整えるエクササイズ。たった1回行うだけでも、太ももがシュッと細くなります。股関節の歪みも解消され、美脚効果も抜群！

1

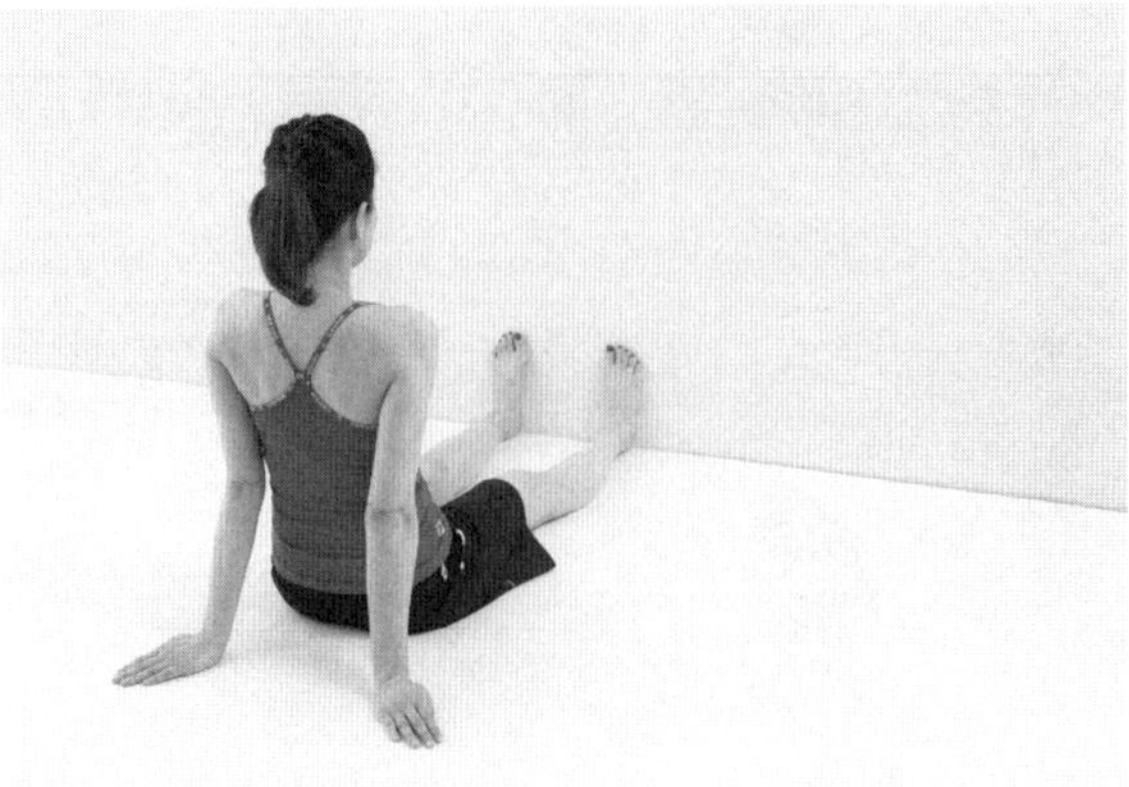

腰幅程度に開いた両脚の裏全体を壁につけて座ります。このとき、足の中指と人差し指をまっすぐ垂直に伸ばすようにします。

2

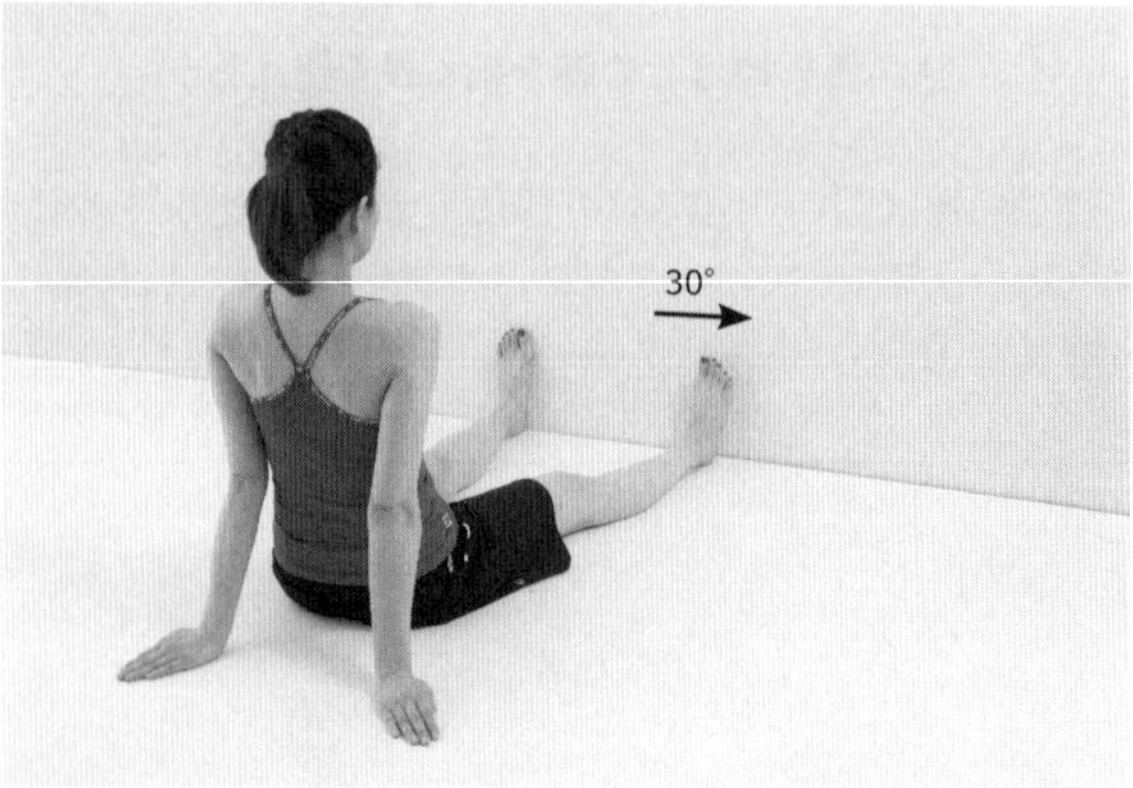

軸脚をまっすぐに意識しながら、動かすほうの脚を、まずは30度に開きます。

3

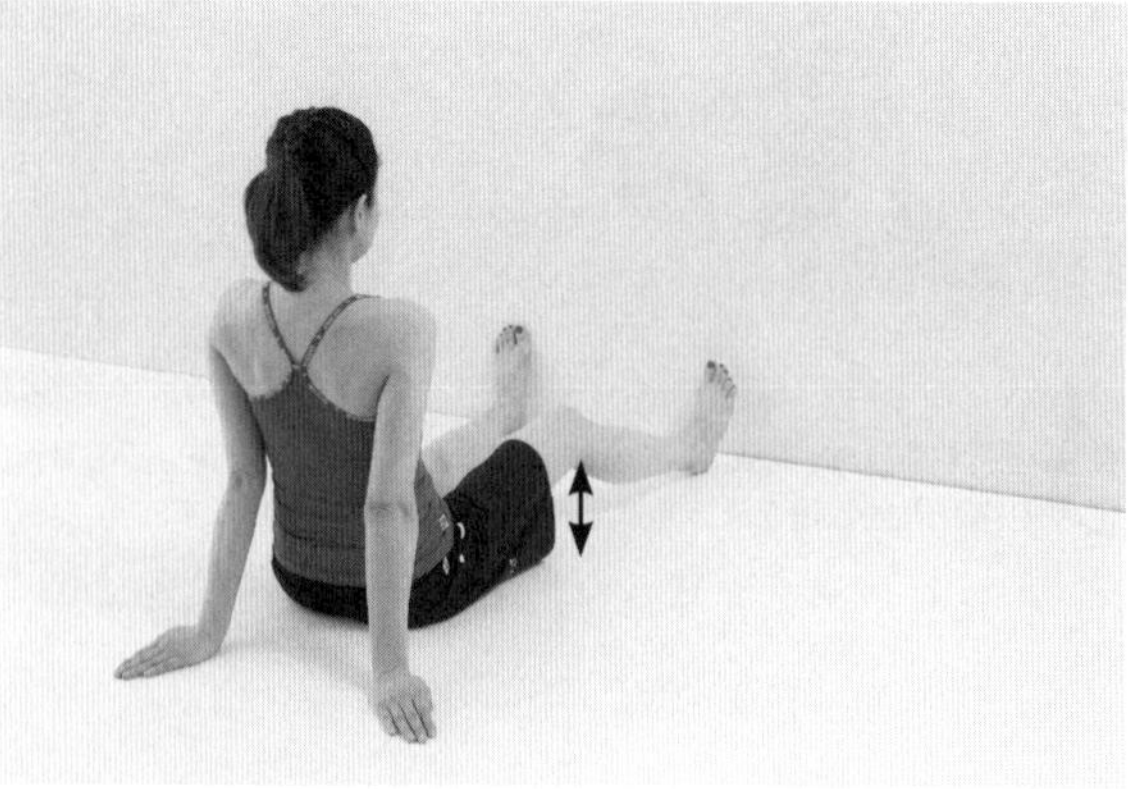

ひざ裏で床をトントントンとリズミカルに、10回たたいてください。太ももに力が入らないように注意しましょう。

4

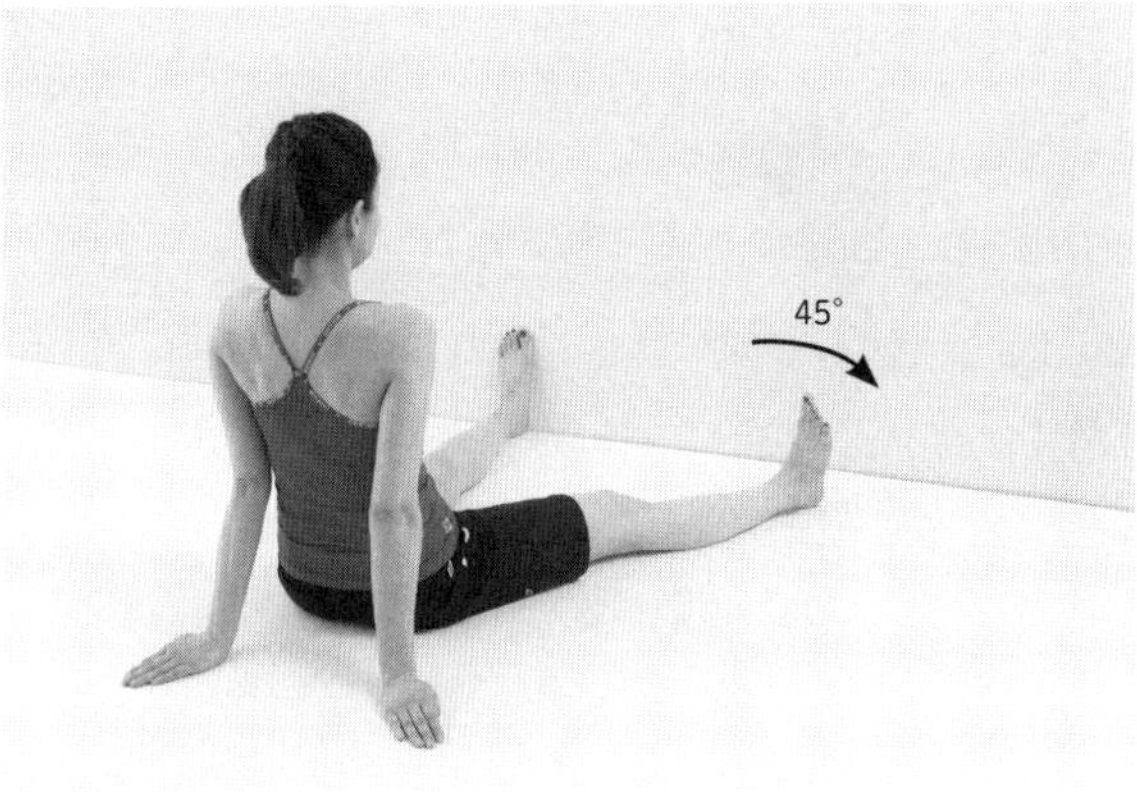

ひざ裏を床につけたまま、今度は45度に開きます。

5

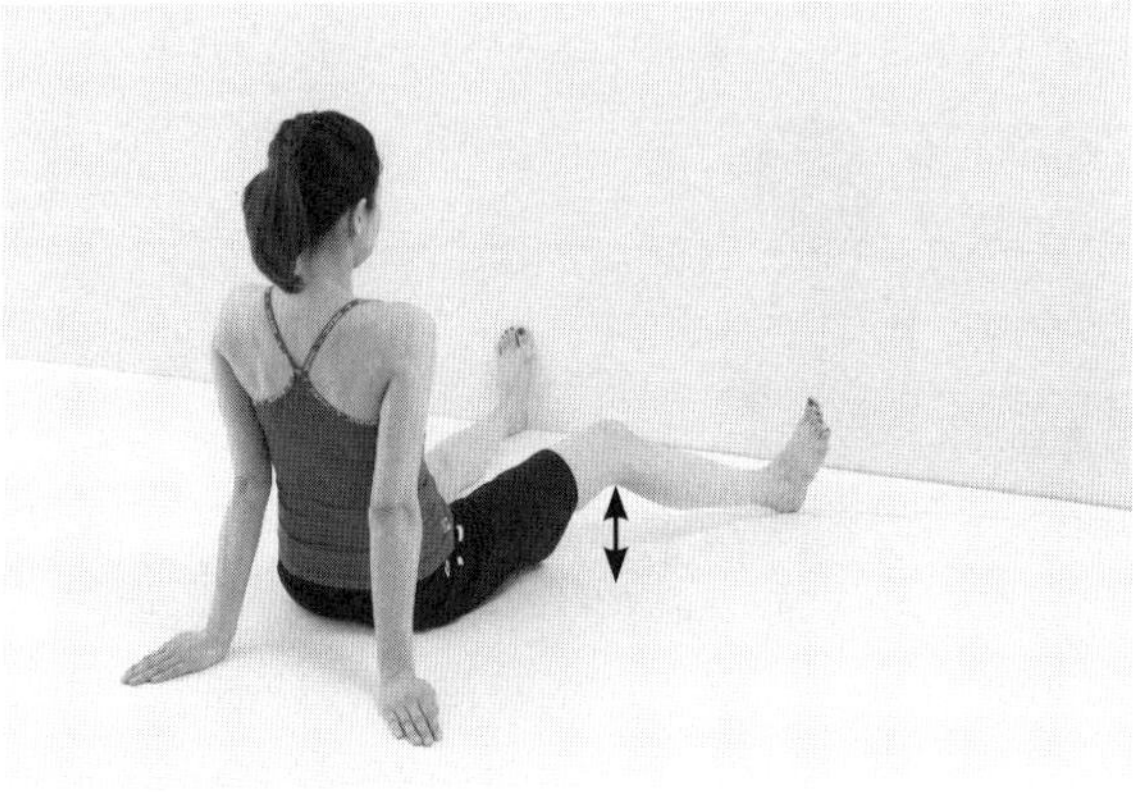

ひざ裏で床をトントントンと、10回たたいてください。

6

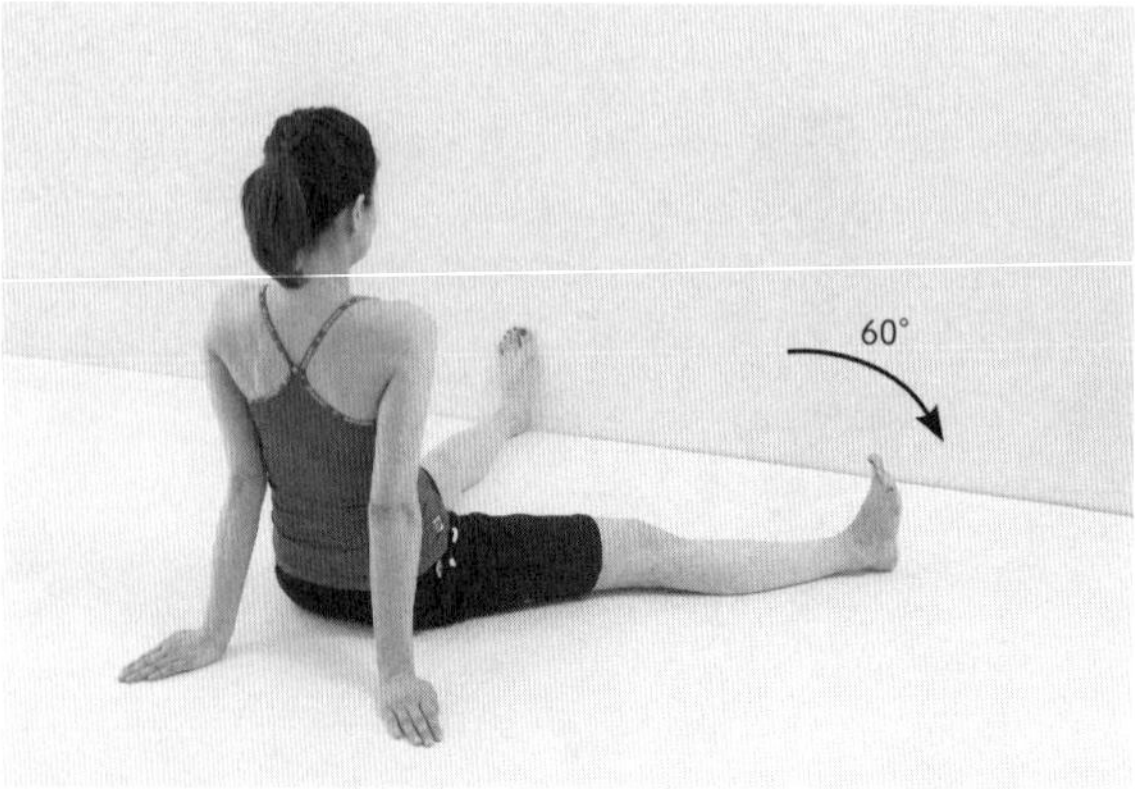

同じくひざ裏を床につけたまま、今度は60度まで脚を開きます。

7

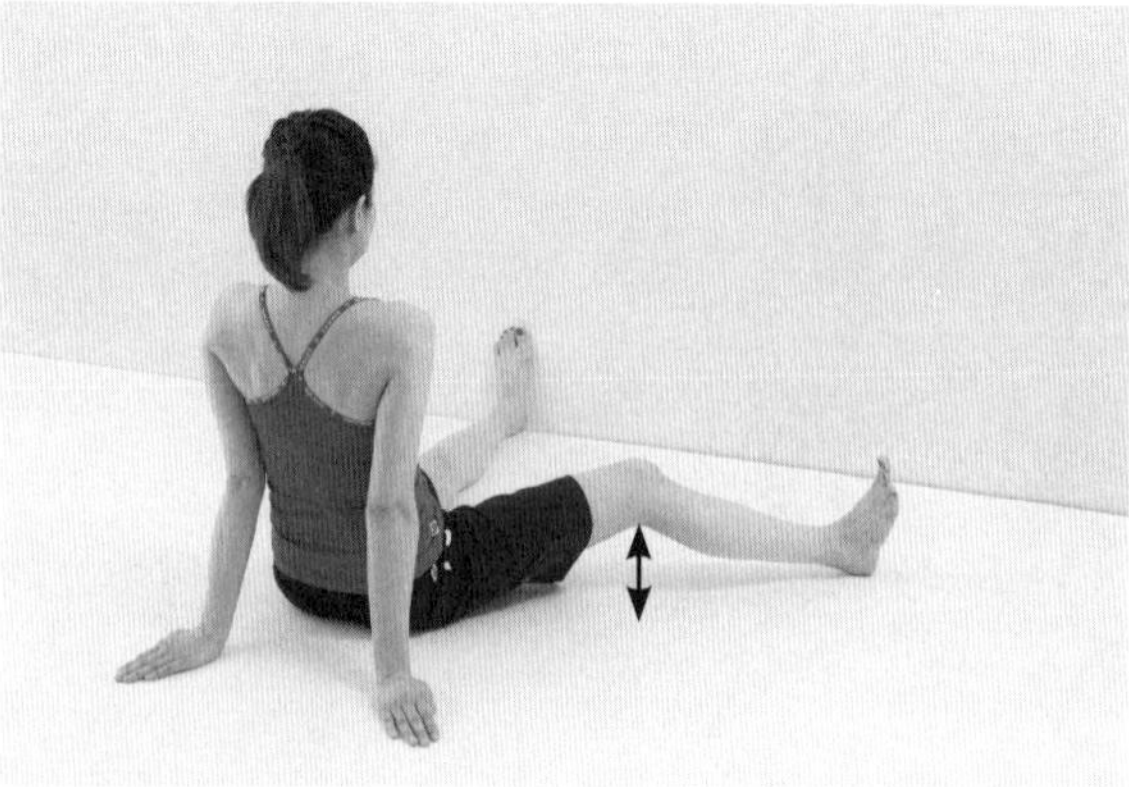

ひざ裏で床をトントントンと、10回たたいてください。終了したらひざ裏を伸ばしたまま元に戻します。足底を壁につけ、左脚も同様に。

足首関節を整える

続いては、足首関節を整えるエクササイズです。

股関節、ひざ関節に続いて、負荷がかかる足首関節は、リンパなど、体液の循環を促すポンプのような役割を担う部位。

そのため、足首関節が整えば、足首やふくらはぎがほっそりするだけでなく、冷えやむくみといったトラブルも解消できます。

まずは、イスに座って、硬くなった足首まわりをほぐす「足首矯正ストレッチ」を始めましょう。

このエクササイズは私の考案したエクササイズのなかでも最新版。地味な動きですが、股関節から足首関節までイッキに整える効果があります。デスクワークしながらでもできますから、ぜひチャレンジしてみてください！

⑦足首矯正ストレッチ

ストレッチ効果で脚の関節を伸ばす！

まずは硬くなった足首まわりをやわらかくするところからスタート。ポイントは中指と薬指をまっすぐにすること。足の裏を均等に床につけることも意識して。デスクワークの合間にもぴったり。

1

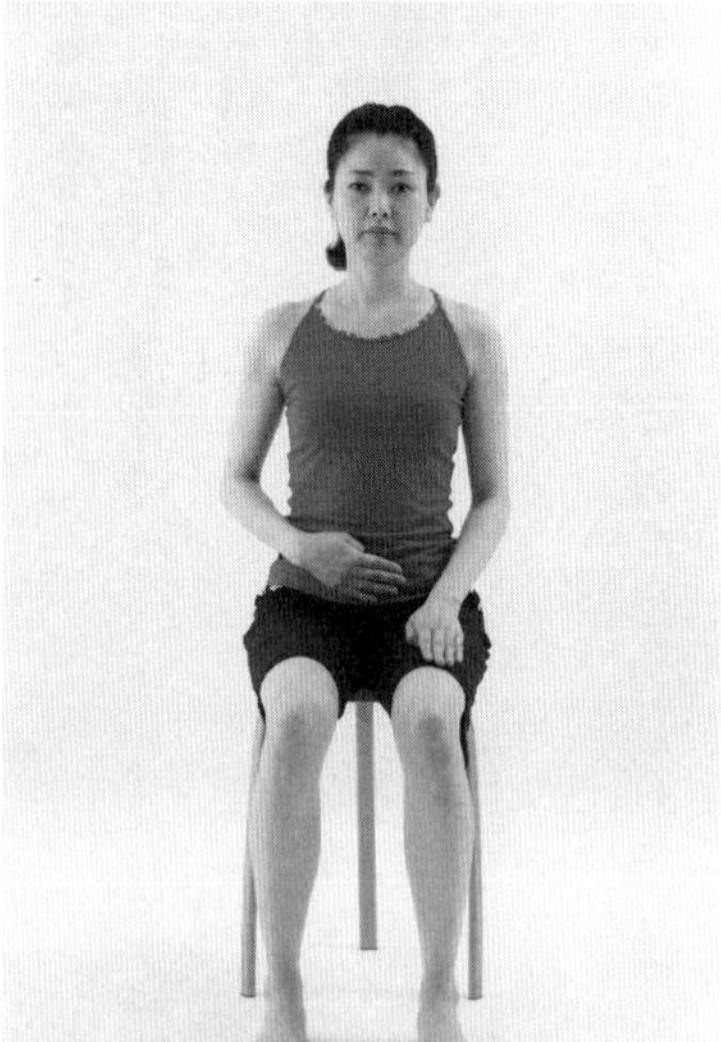

背筋を伸ばしてイスに浅く座ります。エクササイズを行うほうの手を太ももに置き、反対の手をお腹に当て、お腹を引っ込めます。

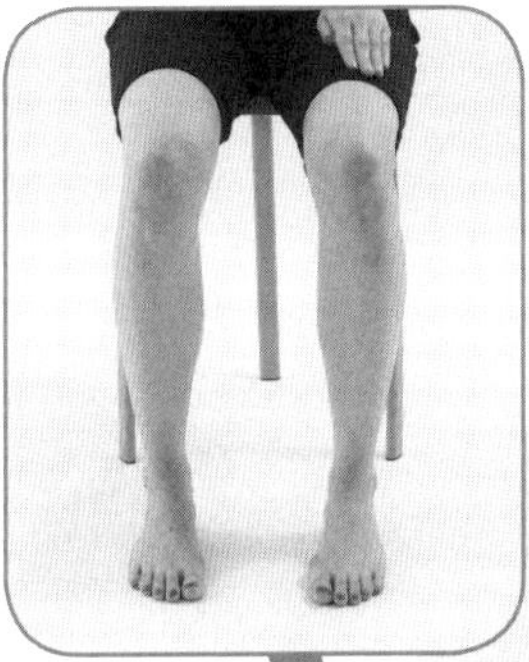

1

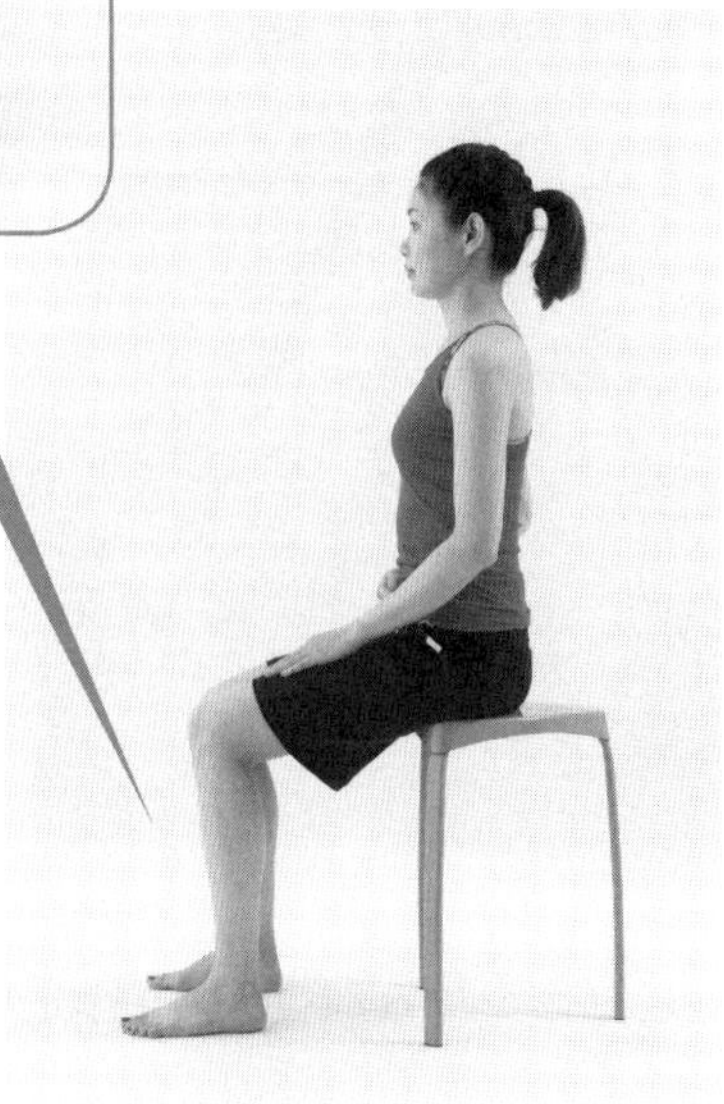

足の裏を床にぴったりくっつけます。このとき、中指と薬指がまっすぐになるよう意識してください。

2

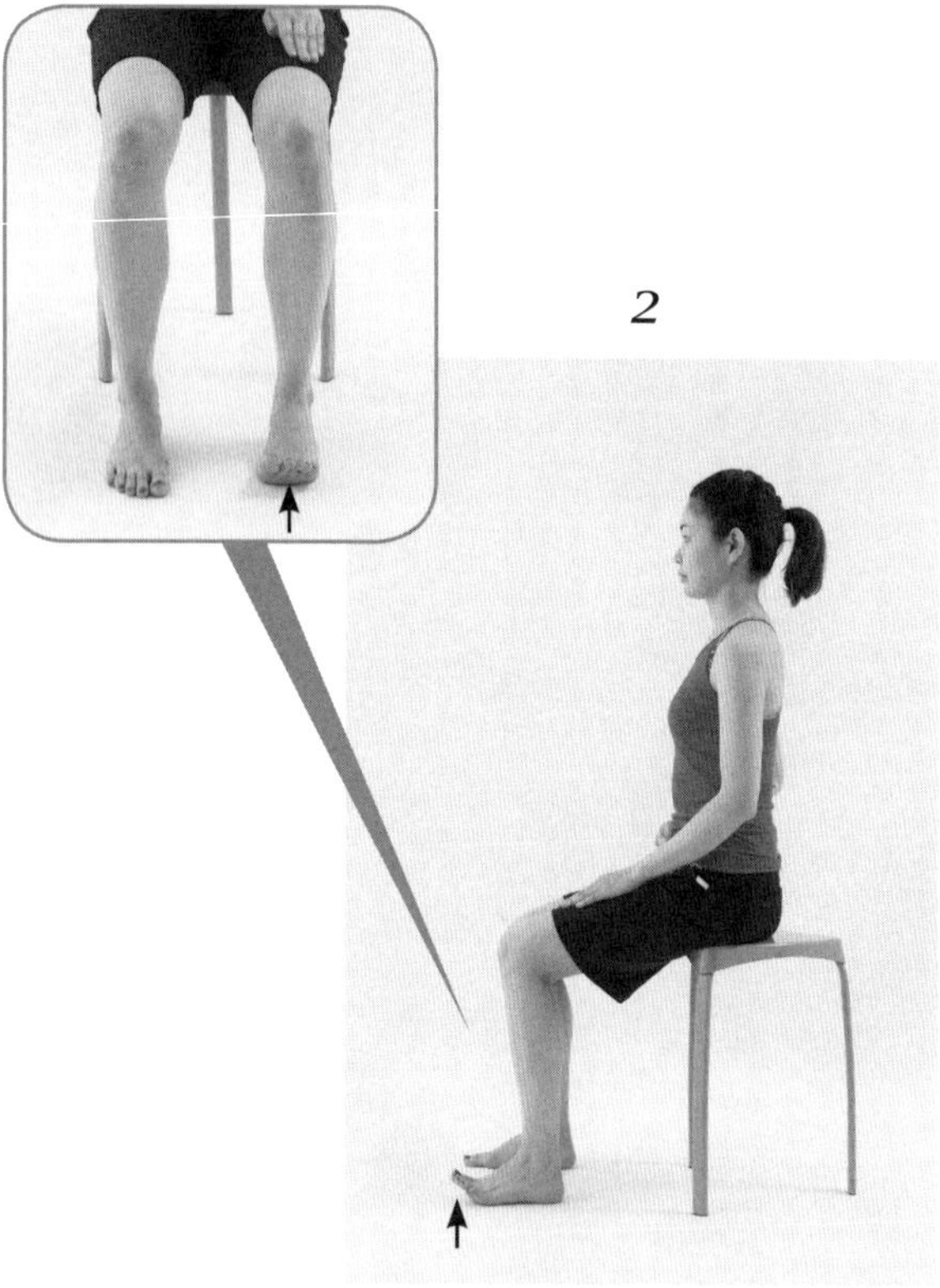

かかとを床につけたまま、右足のつま先を床から上げます。

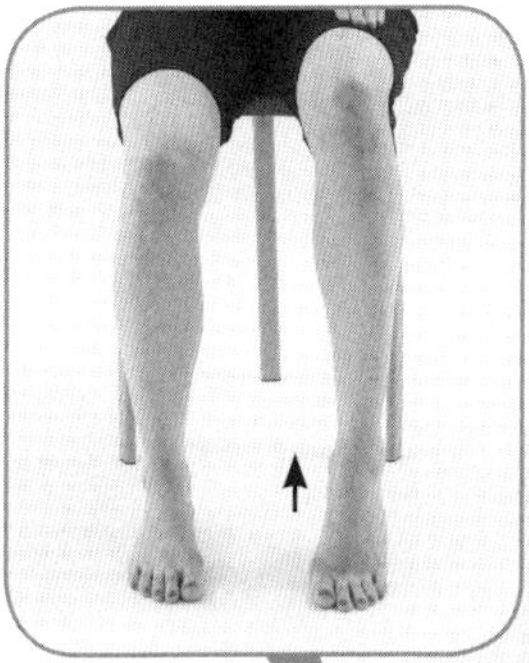

3

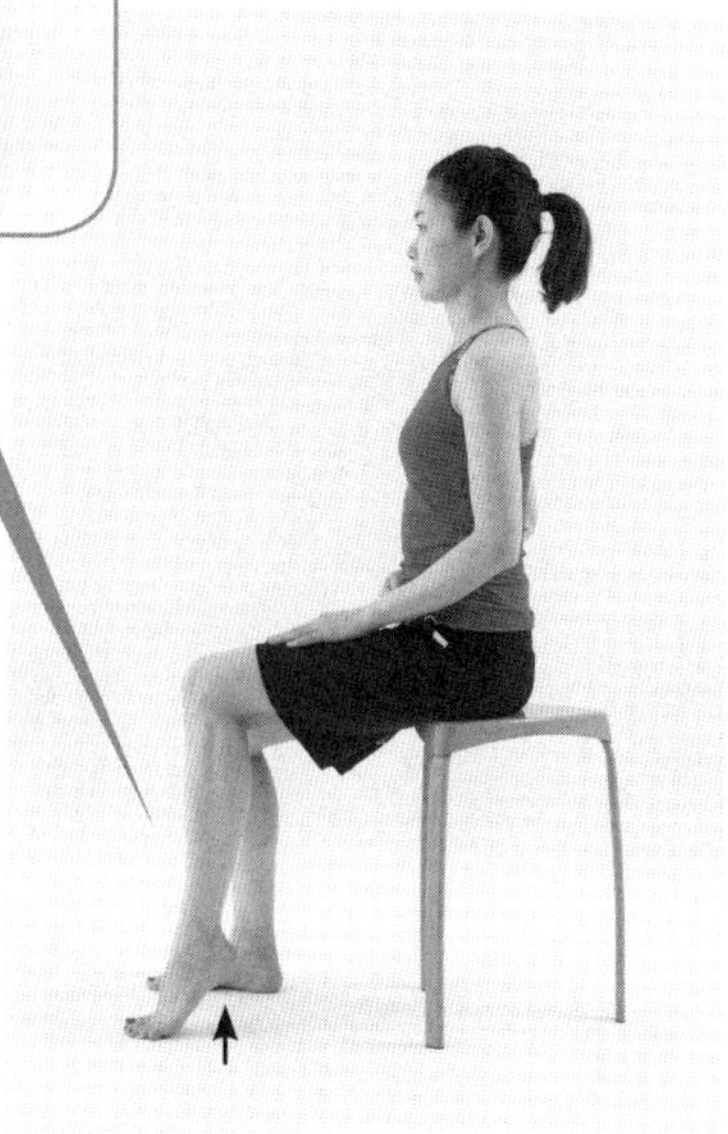

指を床につけ、付け根のところからしっかり曲げ、かかとを床から10cm程度上げます。

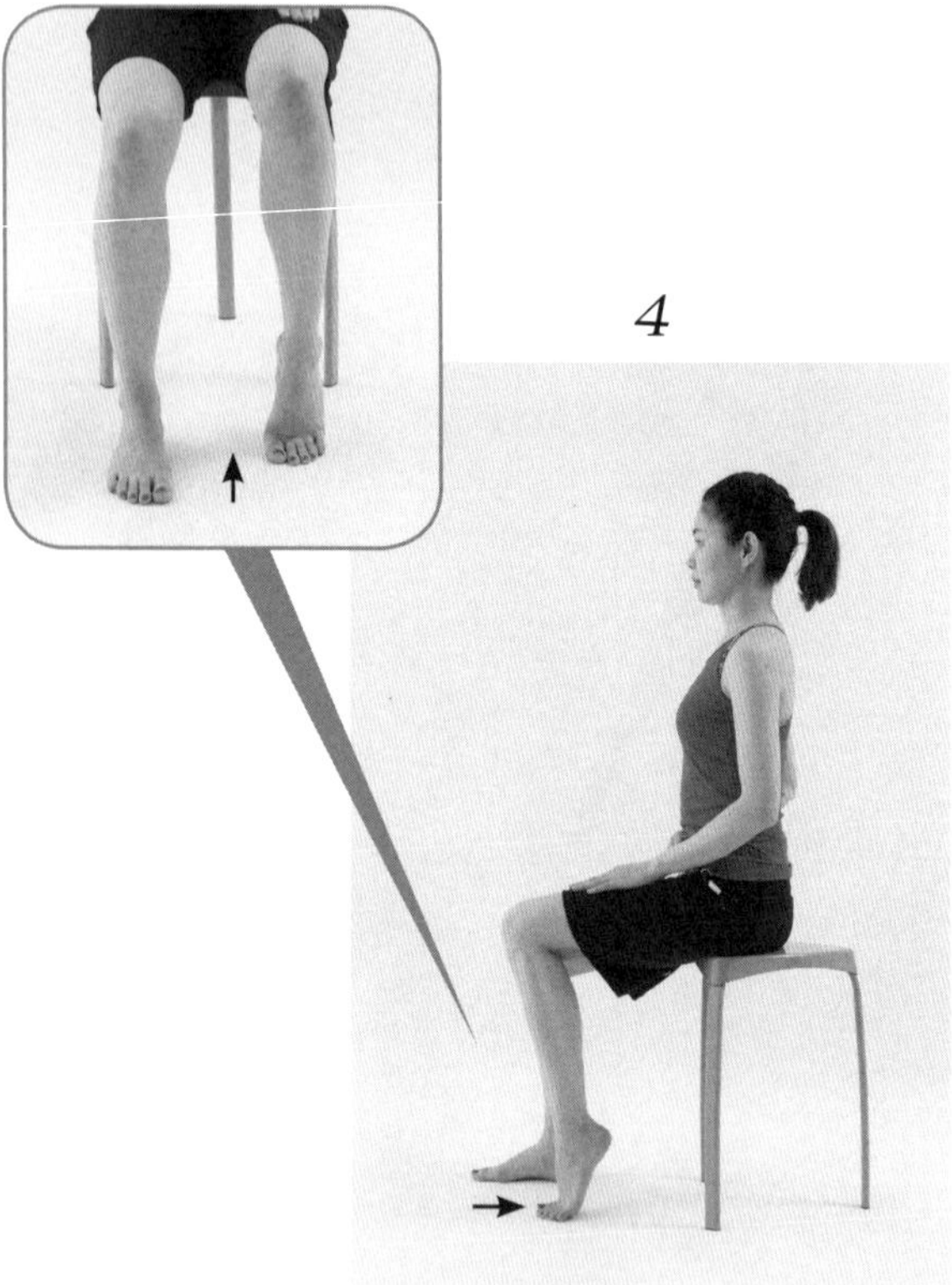

かかとを上げたほうの足を、指の裏で自分の体のほうに寄せます。

5

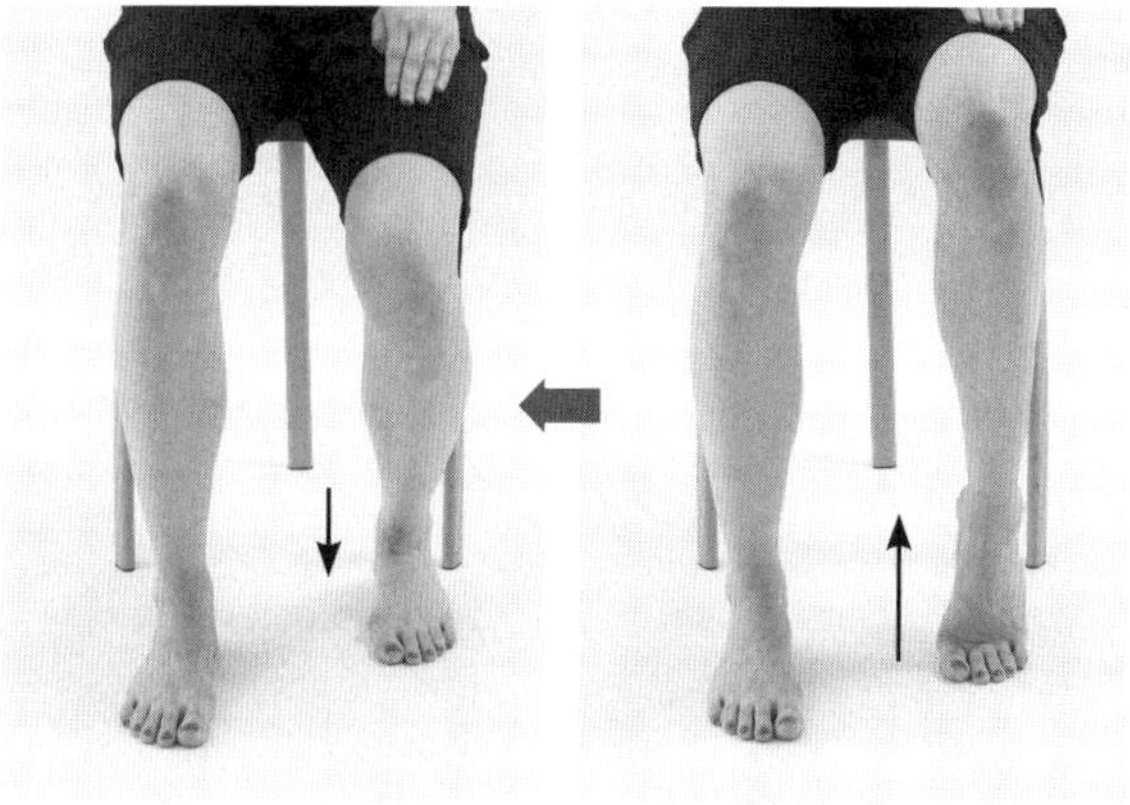

引き寄せたところで、かかとを上にしっかり上げ、ストンと落とします。
このようにしてかかとを10回上げるのが基本の動きになります。

6

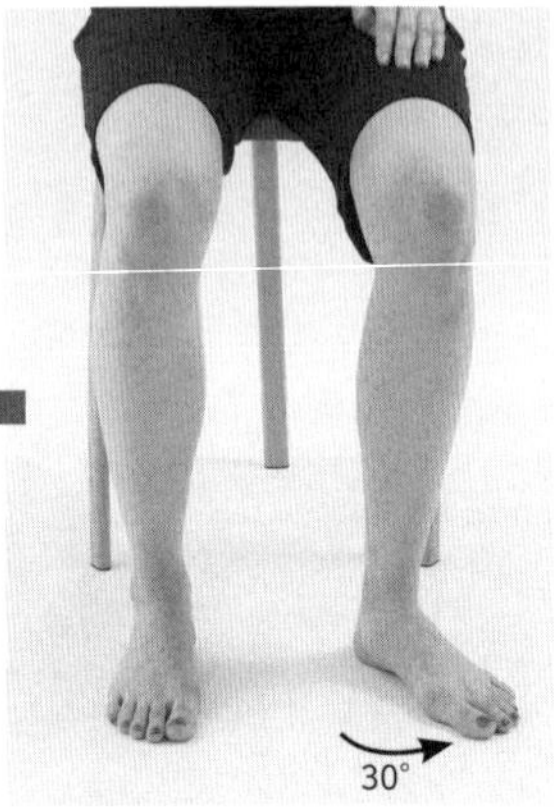

つま先で足を30度外側へ開きます。

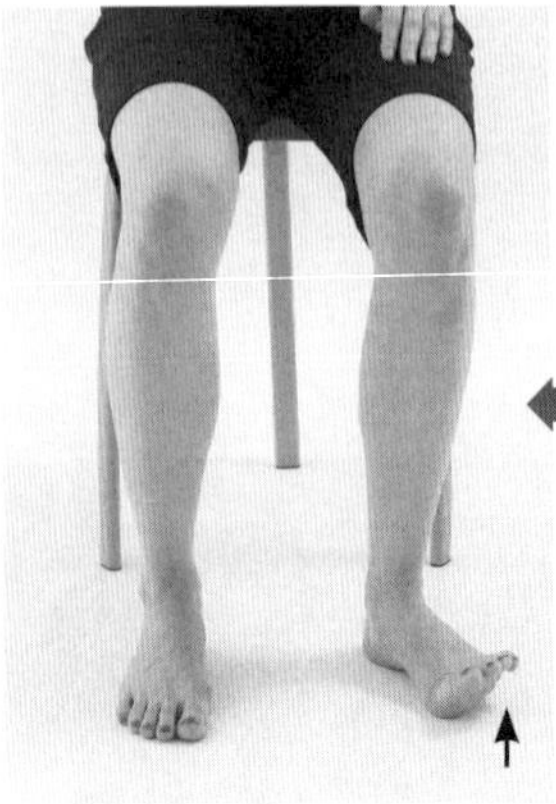

その場で指先をしっかり上げます。

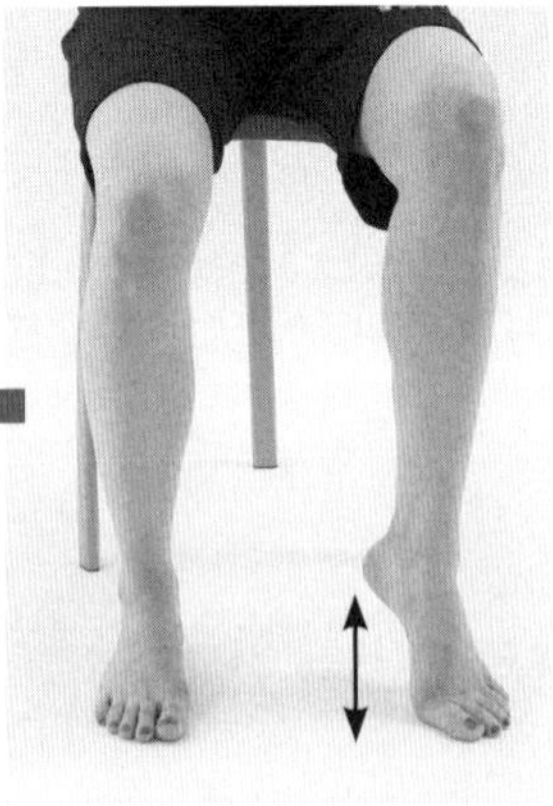

かかとを床から10cm程度上げます。これを10回繰り返します。

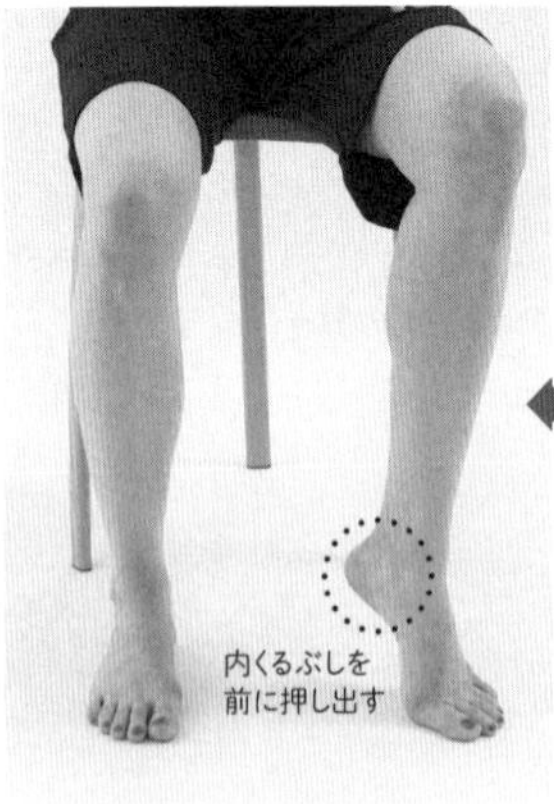

足指を床につけて軸にし、かかとと内くるぶしを前に出します。

7

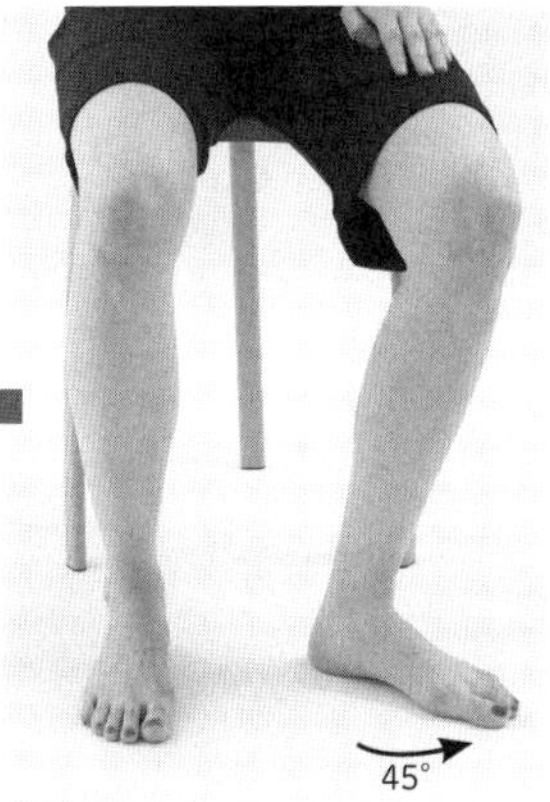

かかとを落とし、さらにつま先を45度外側へ開きます。

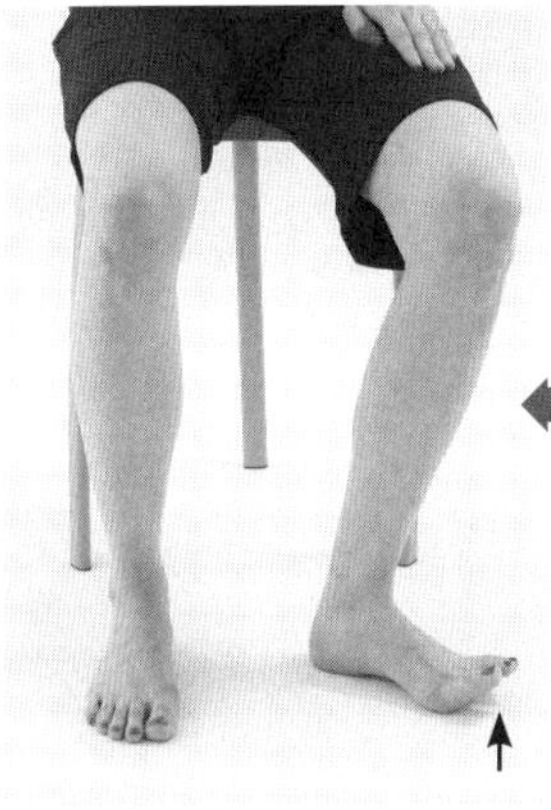

その場で指先をしっかり上げます。

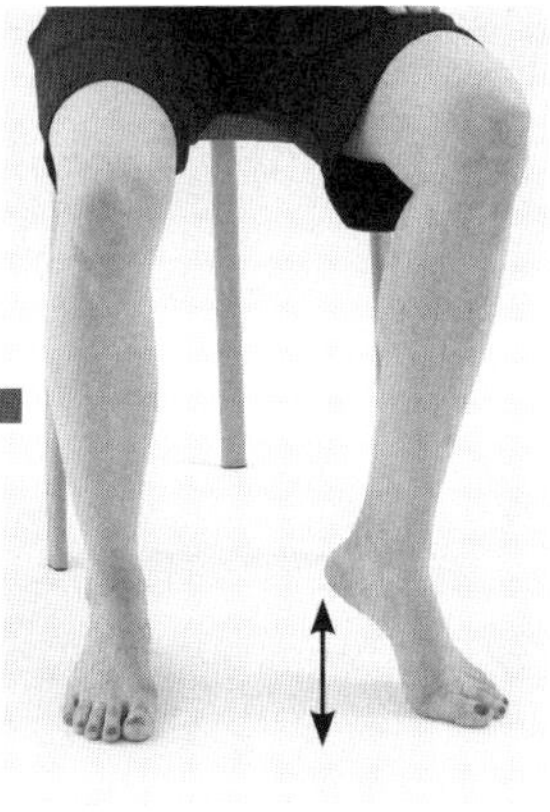

かかとを床から10cm程度上げます。これを10回繰り返します。リズミカルに。

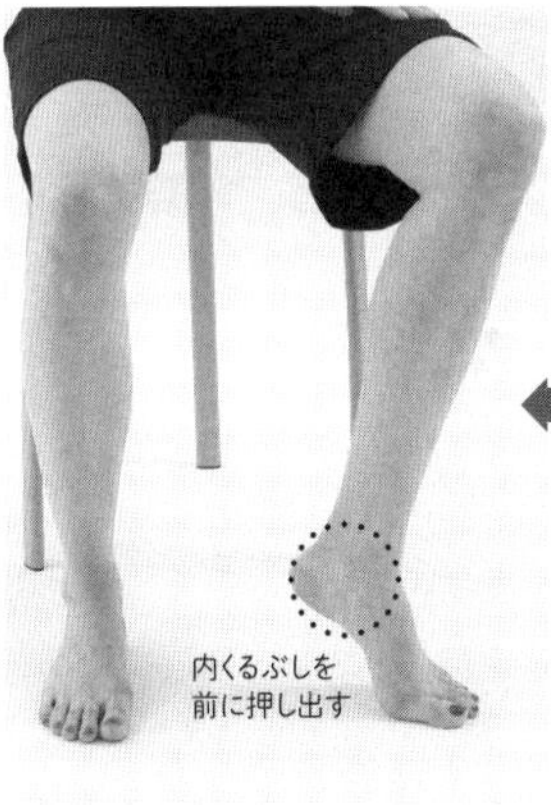

かかとと内くるぶしを前に押し出します。ふくらはぎの内側も前を向くように。

8

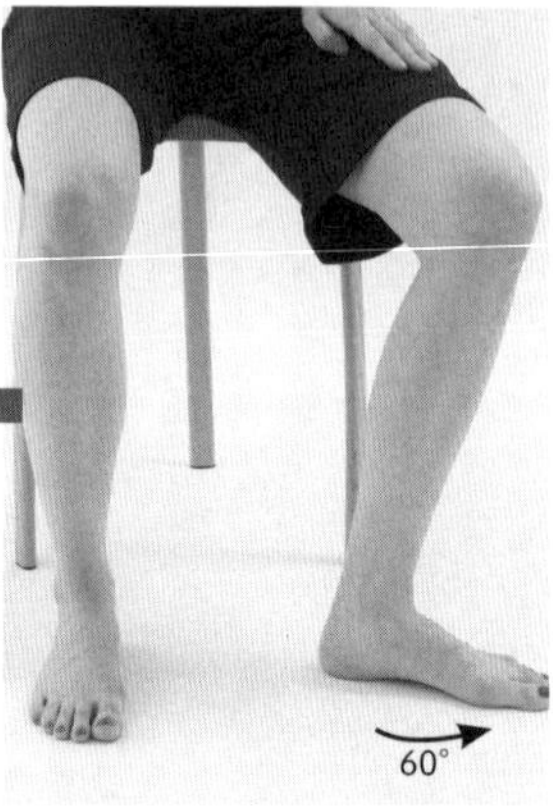

最後つま先を60度外側へ開きます。股関節から開き、ふくらはぎの内側が前を向くように。

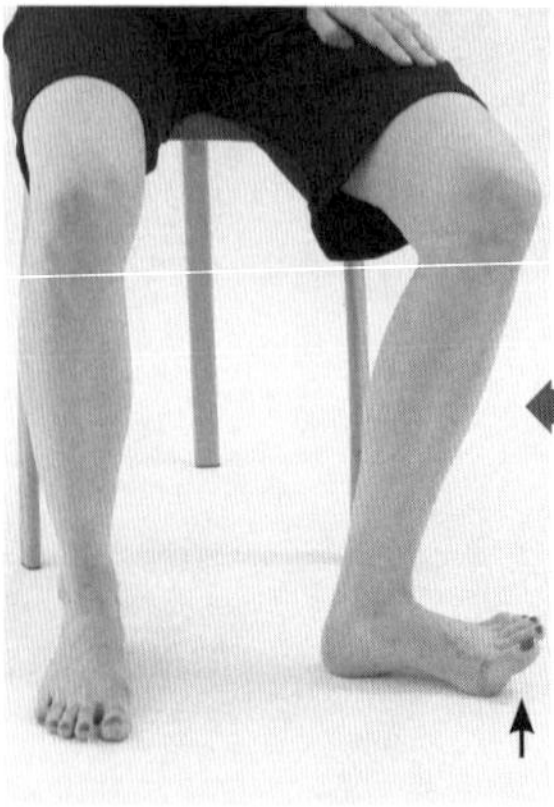

指先をできるだけ上げます。

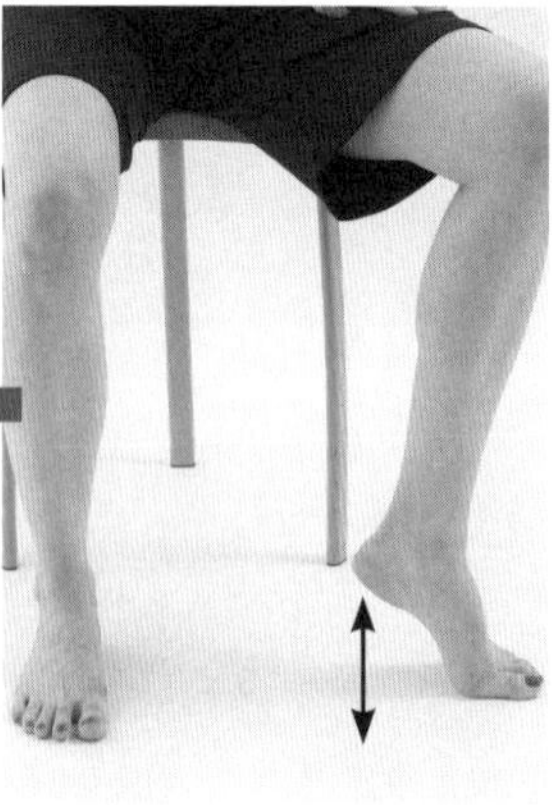

かかとを床から10cm程度上げます。これを10回繰り返します。

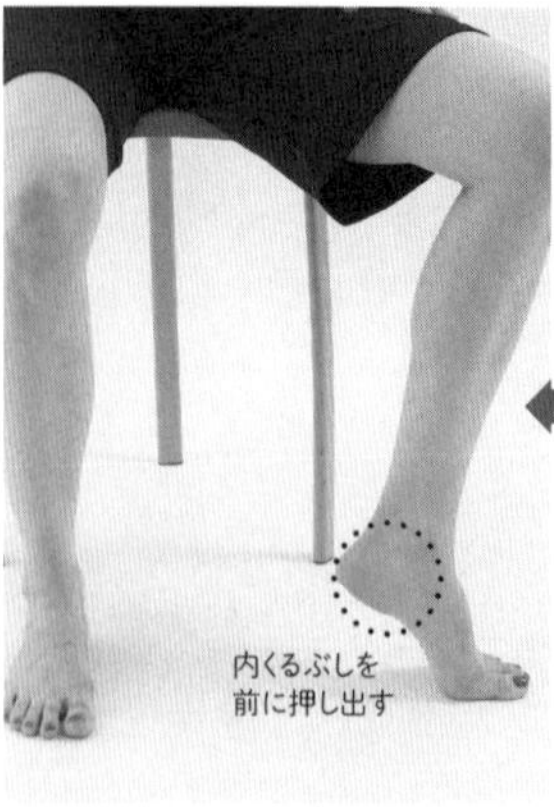

指先を床にしっかりつけ、かかとと内くるぶしを前に押し出します。1に戻り、逆足も同様に。

肩関節を整える

今度は肩関節を整えるストレッチです。

美脚と肩関節、一見、なんの関係もないように見えますが、1章でもご説明したとおり、股関節と肩関節は連動しています。

股関節が歪めば肩関節も歪みますし、逆に肩関節の歪みを整えることは、股関節の歪み直しにも効果があるのです。

そこでぜひやっていただきたいのが、肩甲骨にアプローチする「ひじ回し」と「肩関節ストレッチ」です。

終わったあとは上半身がすっと伸びて、肩がすっきり軽くのを感じられるはず！

⑧ひじ回し

肩甲骨を下げ、肋骨と胸を上げる！

首を長く細くさせる胸鎖乳突筋に働きかけ、肩甲骨を下げたり、バストアップしたり、美脚と深く関係している美しい上半身をつくるためのエクササイズ。嬉しい小顔効果もあり！

1

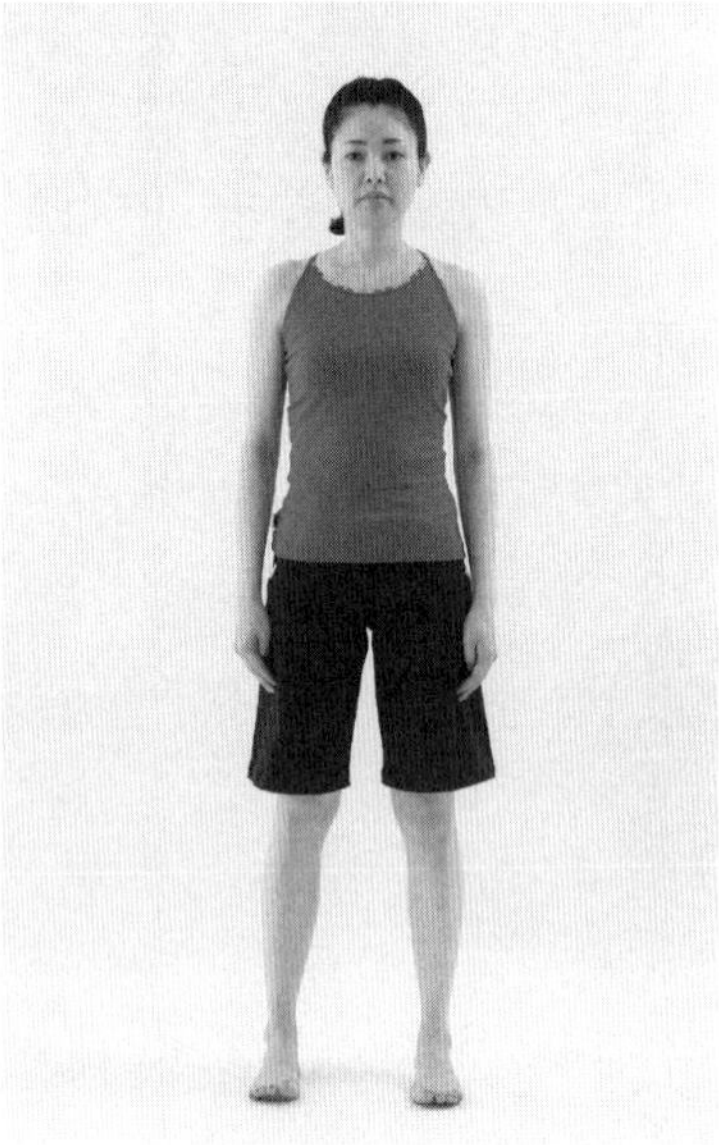

鏡の正面に立ちます。脚は肩幅より少し広く開き、足の指を上げます。足の指を上げるのは、前のめりになるのを防ぐためです。

2

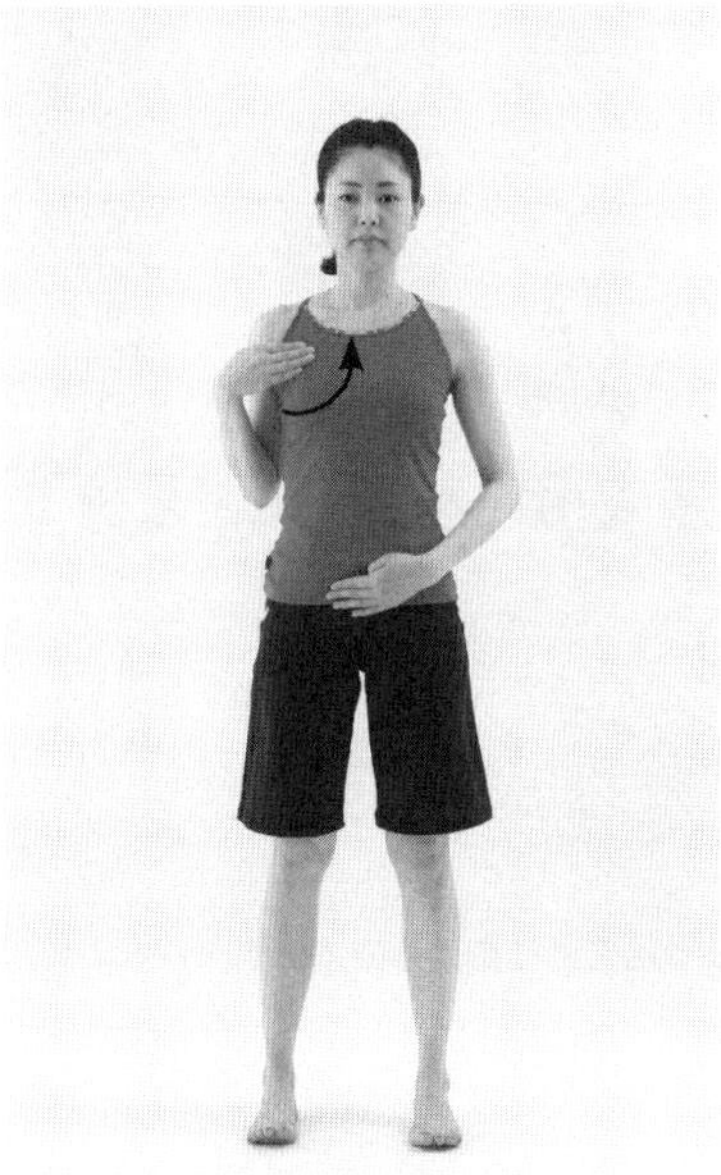

左手はお腹に添えて、お腹が出ないよう気をつけます。右手を右バストの上の筋肉に置き、右手指で外から内へ円を描くように寄せ上げて、筋肉に刺激を与えます。筋肉を指で刺さないよう注意。

3

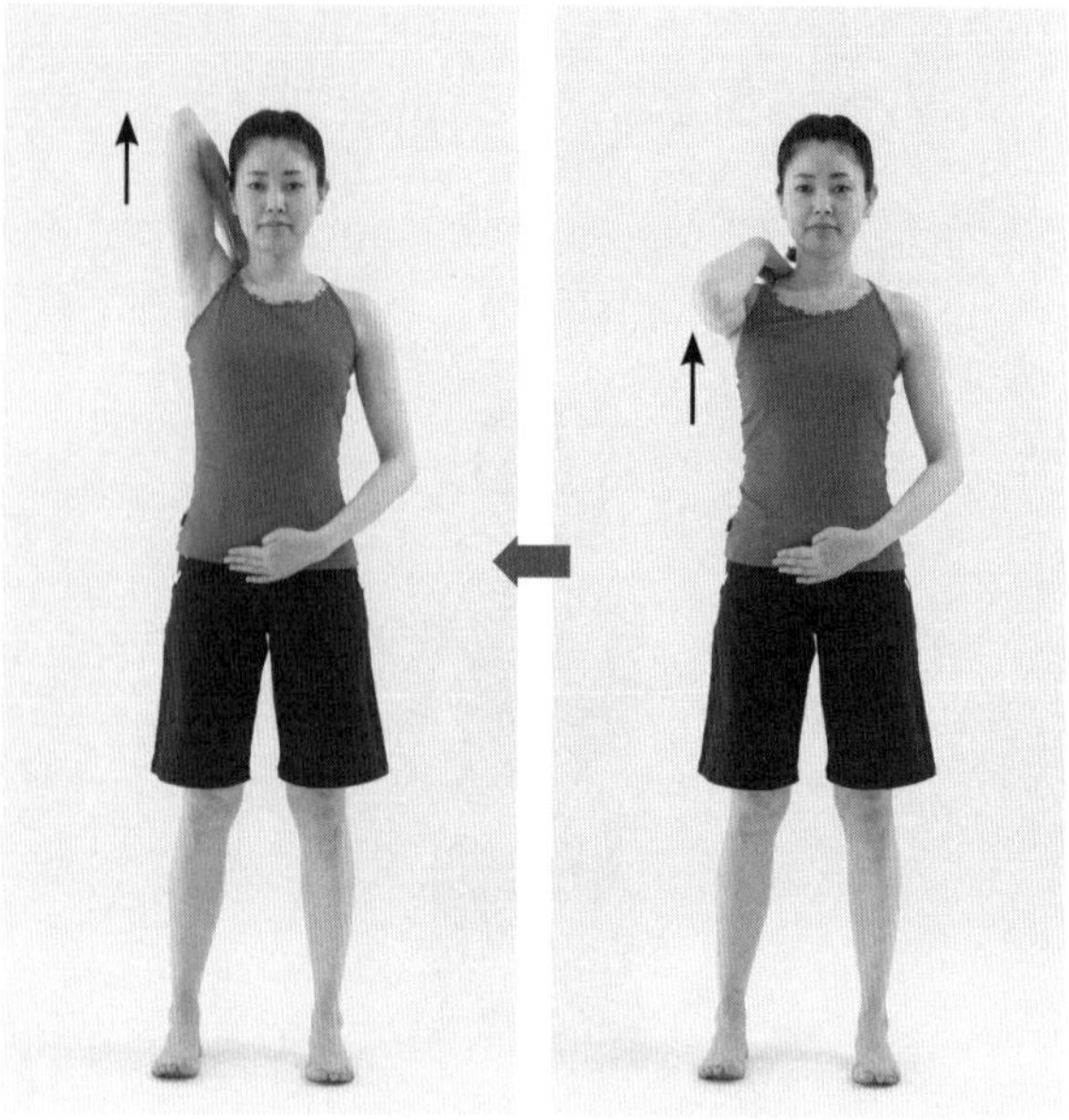

2の位置から手指を肩の前から後ろにすべらすようにしてひじを上げていき、ひじ頭が天井を向いたらストップ。

4

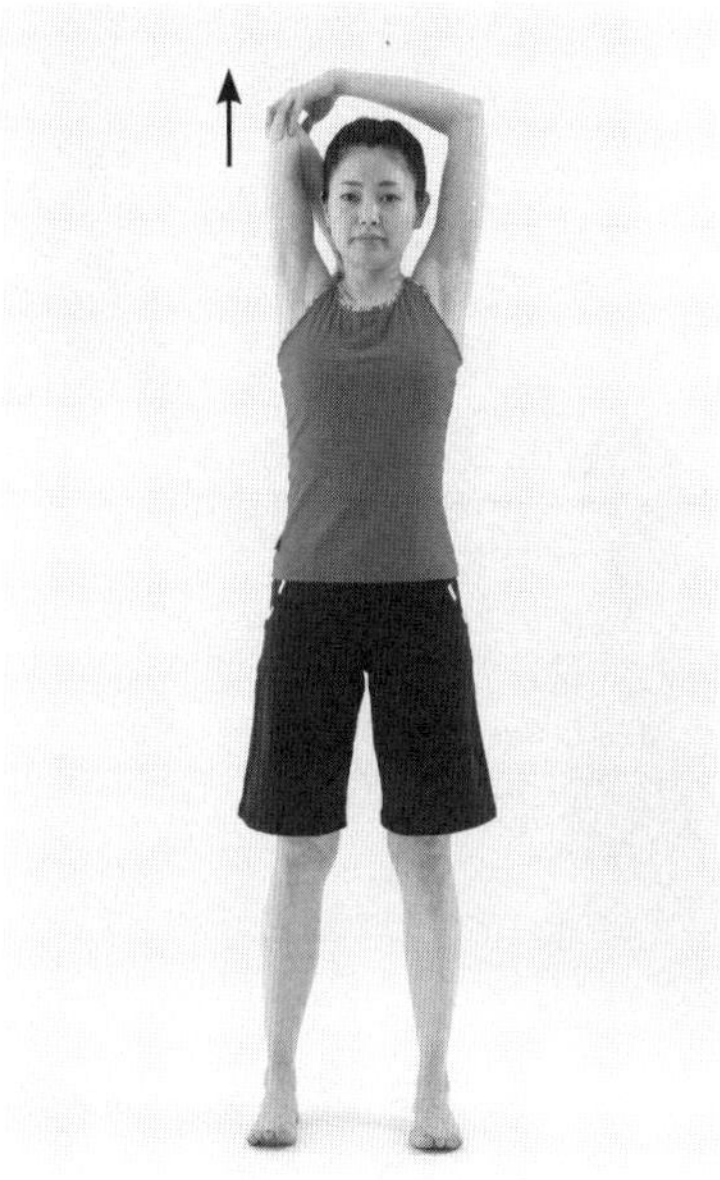

お腹に添えていた左手で右ひじ頭をつかみ、そのまま引き上げます。引き上げられるだけ引き上げたら、左手を外して元に戻します。ひじ頭を頭の10センチ上まで引き上げるのが理想です。

5

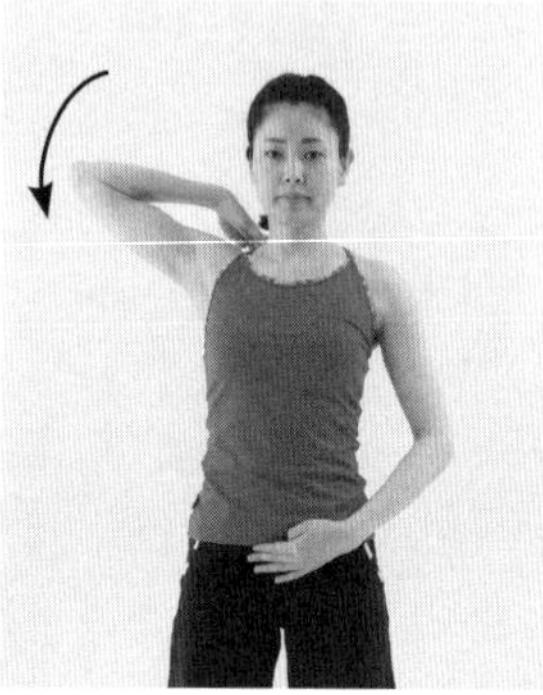

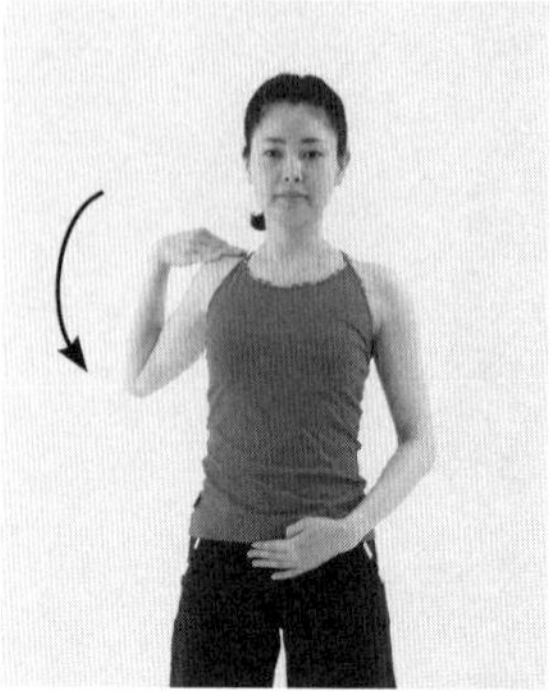

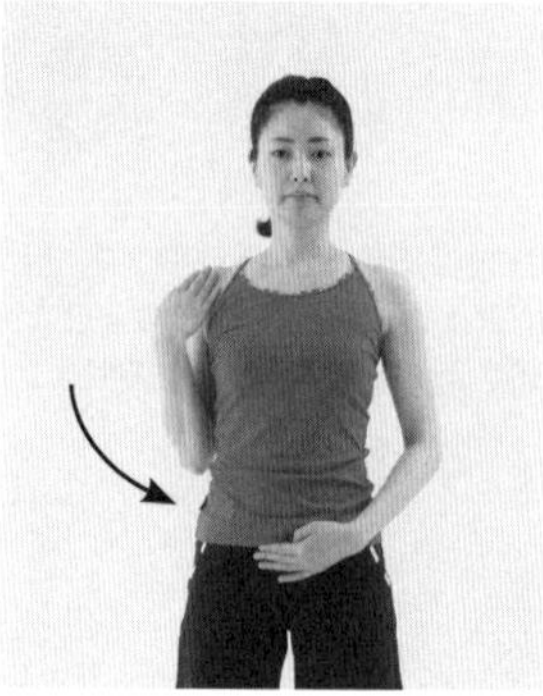

ひじを後ろへ大きく回します。肩甲骨が動き、肋骨が引き上げられることを感じながら回し終えたらひじを腰位置に。ひじを回すときに、体の中心軸がぶれないように注意してください。

6

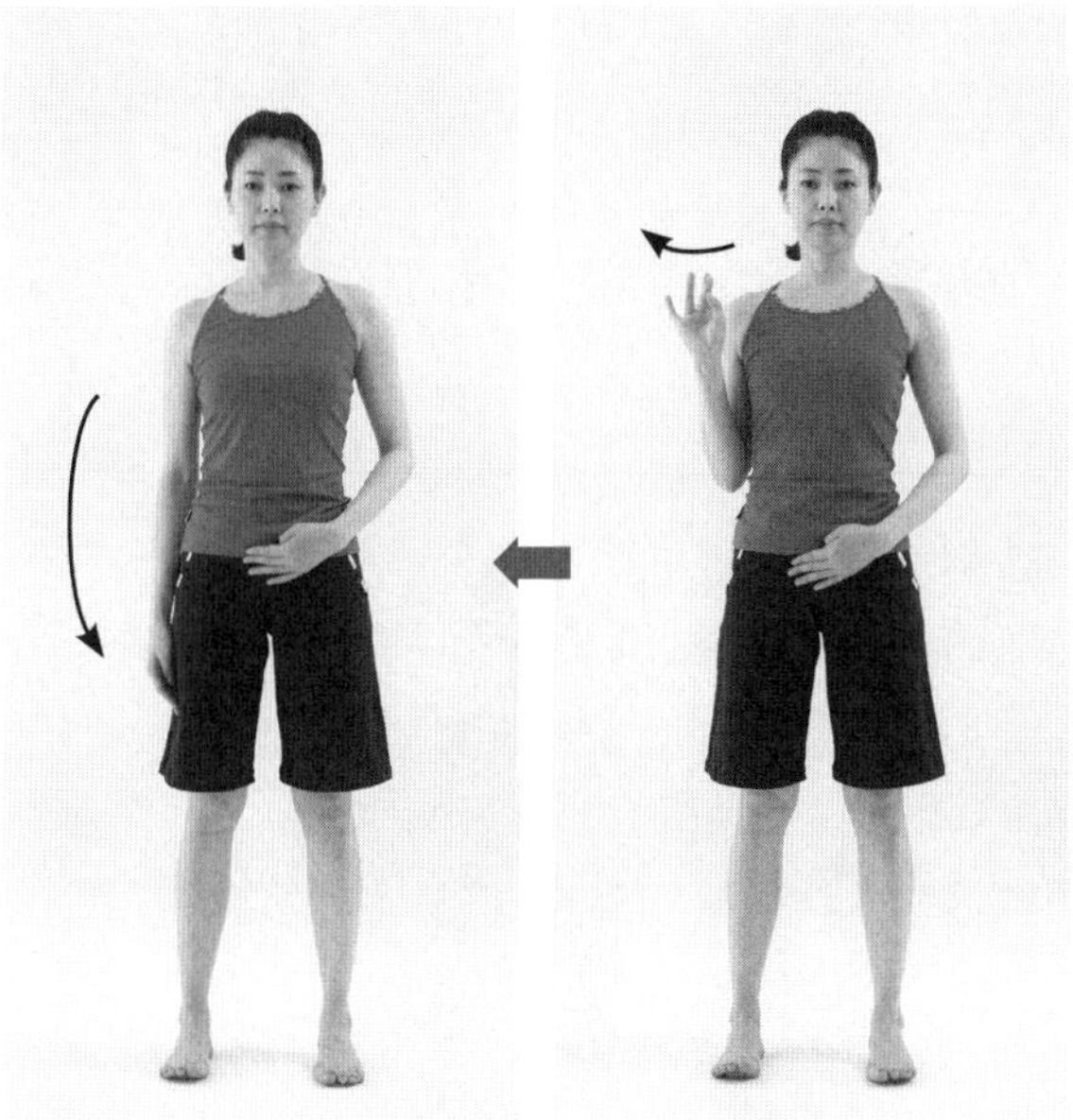

手の甲が自分を向くようひっくり返してから、手の力を抜いて手を下ろします。ここまでを3回行ったら、手を左右逆にして左側も3回行います。

⑨肩関節ストレッチ

正しい重心で肩甲骨を整える！

肩甲骨をさらに大きく動かすエクササイズ。立って行うため、重心の正しい掛け方を体感できる利点もあり。いい壁を見つけたら、ぜひチャレンジしてみて！

1

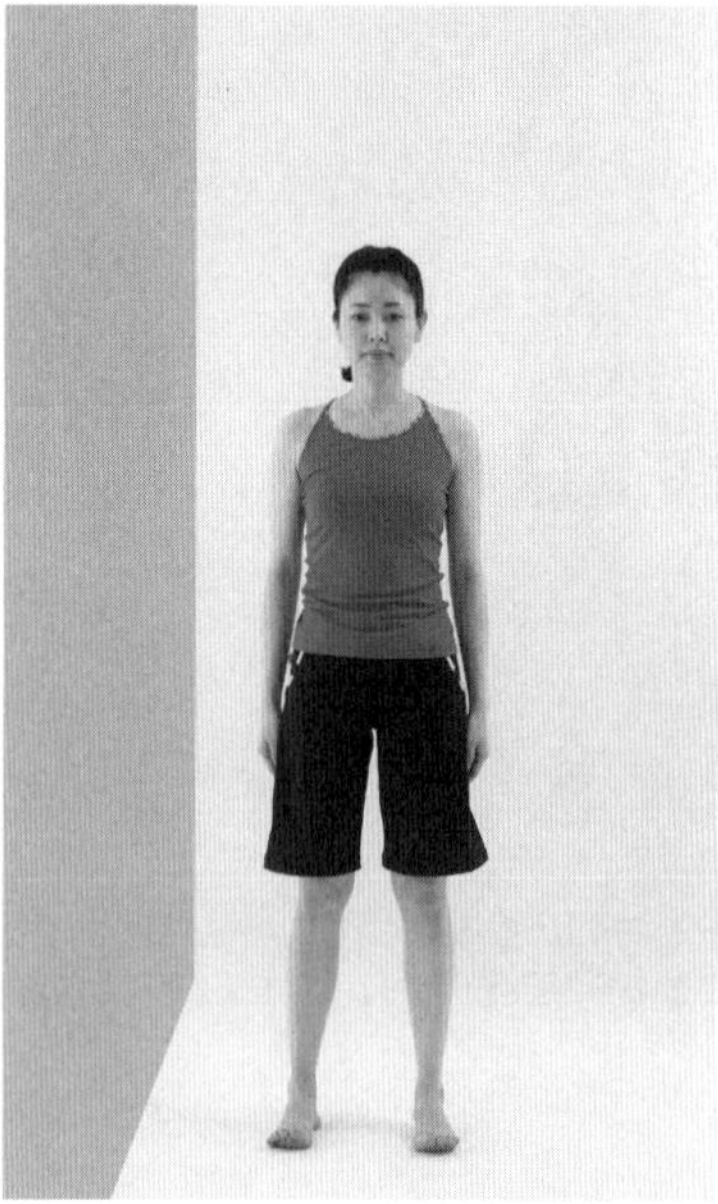

壁に直角になるように立ちます。この位置から肩を回していくので、壁から少し離れて。脚は肩幅より少し広めに開き、足の指を上げます。

2

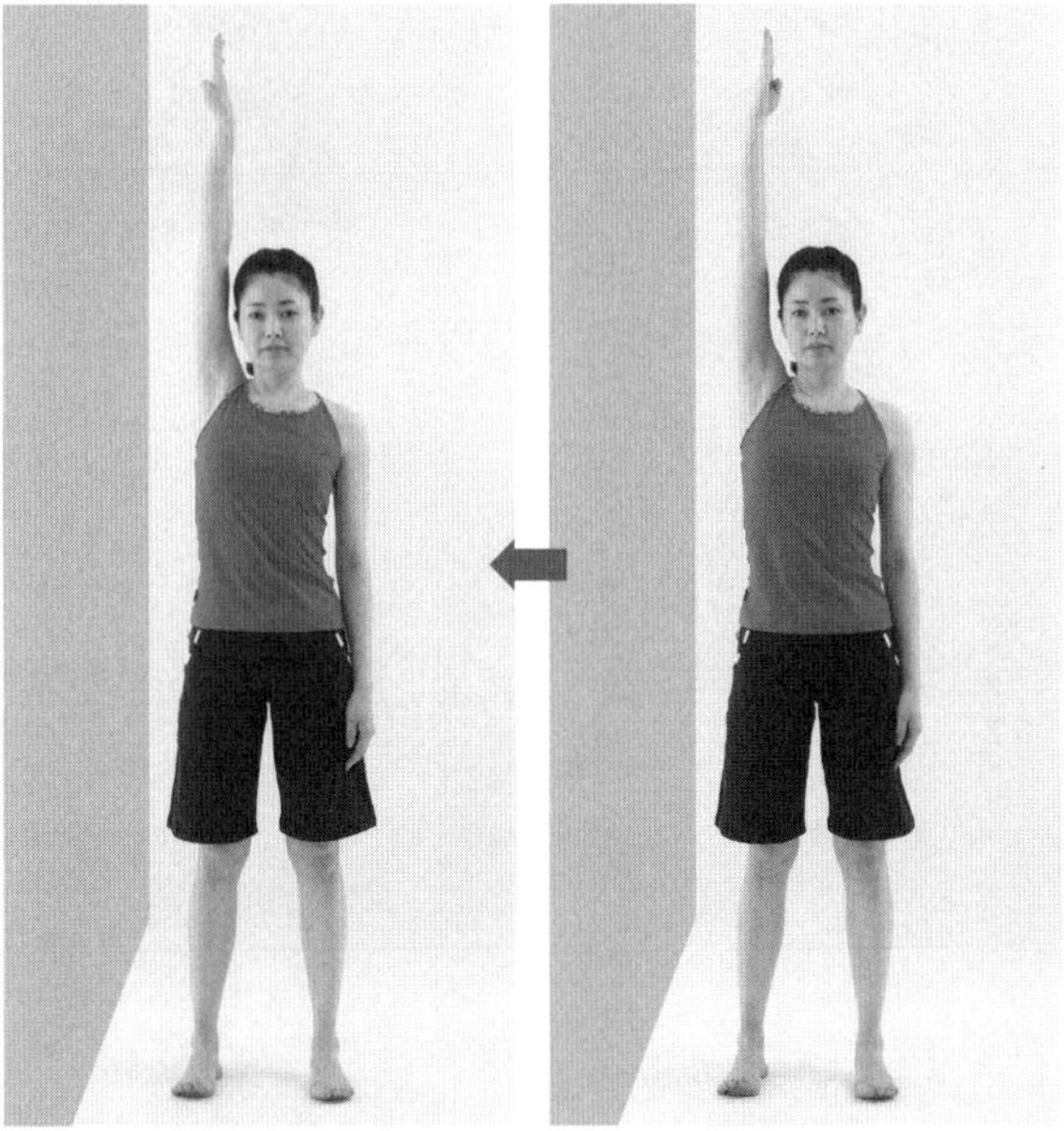

壁側の手を耳の横で高く伸ばします。次に、手のひらが壁側を向くように手をひっくり返します。

3

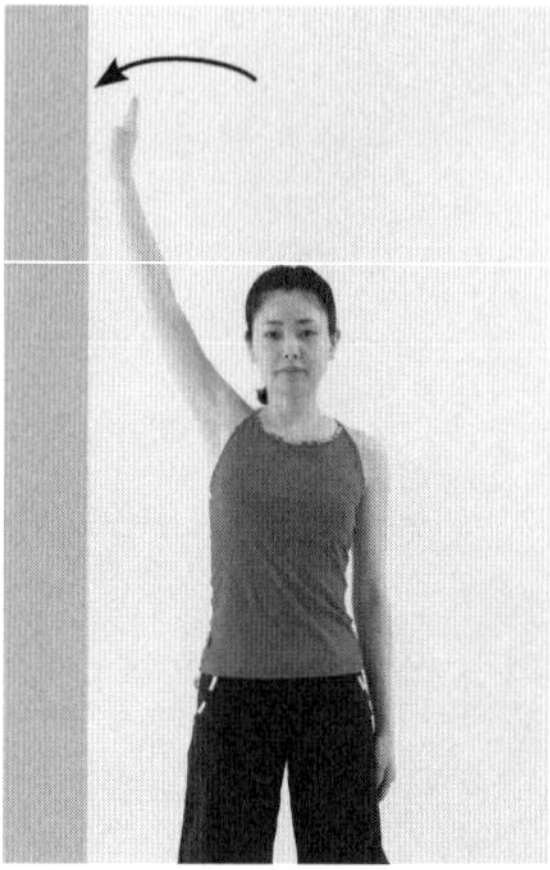

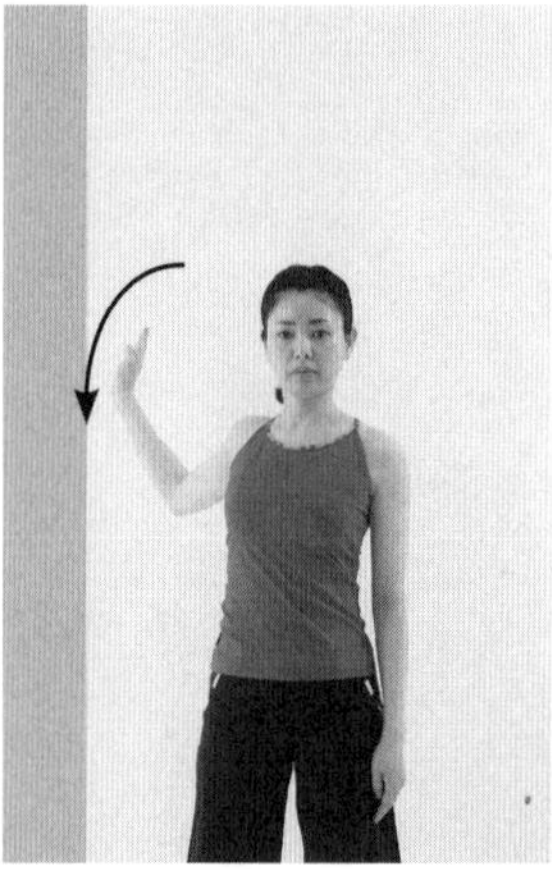

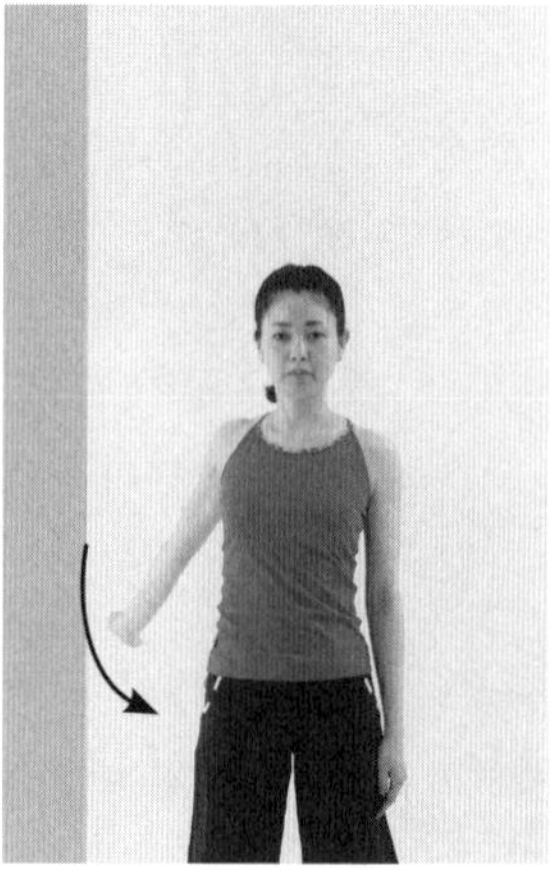

手のひらを壁向きにしたまま、体の後ろに大きく回していきます。壁に手がつかないように回してください。

4

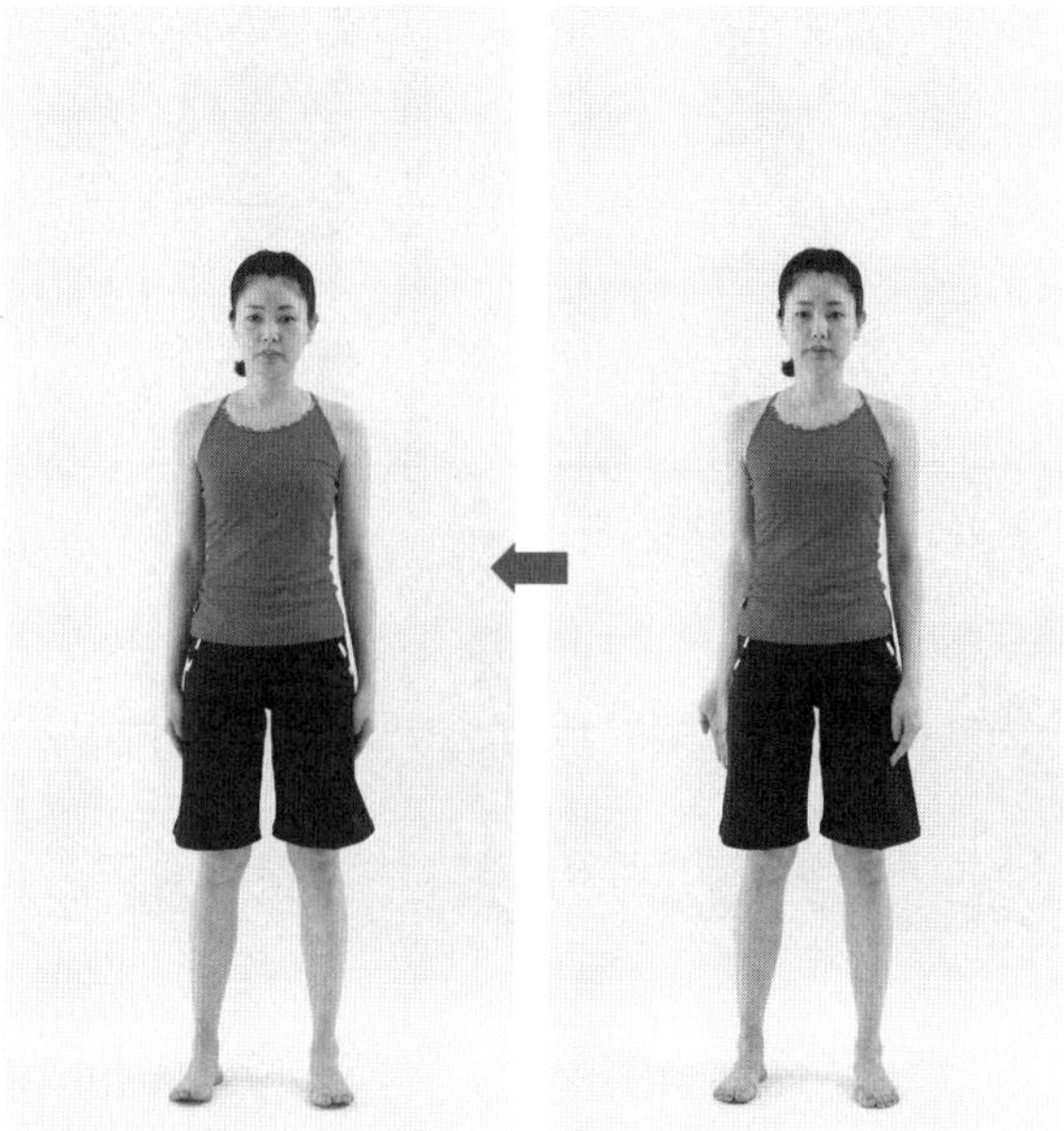

下まで回したら、手をゆっくり返して手のひらを体の脇にしっかりとつけ、指先を伸ばして1セット終了。これを5回行ったら、体の向きを変え、左側も5セット行います。

椎関節を整える

椎関節とは、背骨を構成している30～35個の椎骨のあいだにある関節です。背骨は上半身を縦に支える働きをしているため、いつも大きな負担がかかっています。椎骨のあいだの椎関節がつまりやすいのはそのためです。

椎関節をほぐして整えれば、クッション機能が高まるので、骨盤や股関節への上半身の重みの負担が軽減されます。だから、椎関節をほぐすことが、美脚にとっても重要なんですね。

ここで紹介するのは、股関節をやわらかくさせ、骨盤を立たせ、椎関節をほぐす「椎関節ストレッチ」です。最初はきついと感じるかもしれませんが、最初から完璧にやろうとしなくても大丈夫。

それぞれの関節を意識しながら、自分のペースで行ってみましょう。

⑩椎関節ストレッチ

股関節を柔軟にし、骨盤を立てる！

股関節をやわらかくして骨盤を立て、椎関節を伸ばすストレッチ。最後に首を回すことで頸椎の椎関節をほぐし、上へ上へと持ち上げていきます。最初はきついと思いますが、効果は絶大！

1

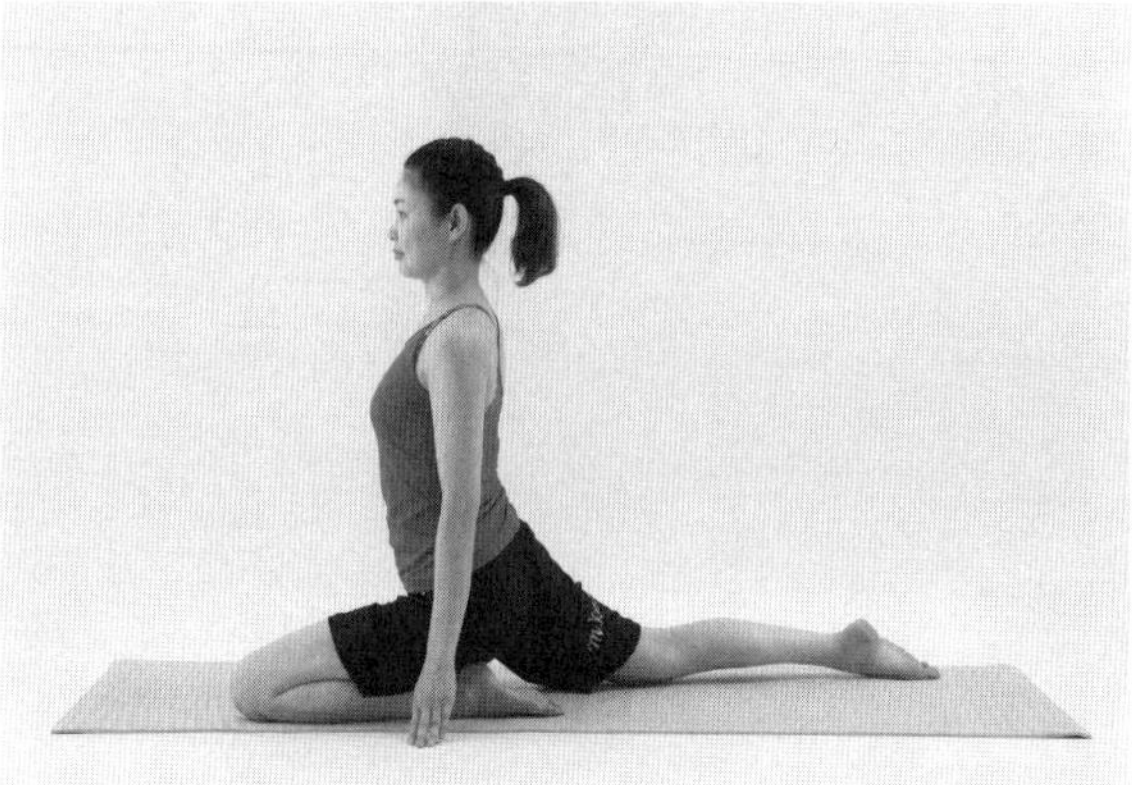

片脚のひざを曲げ、もう一方の脚を後ろへ伸ばします。

1

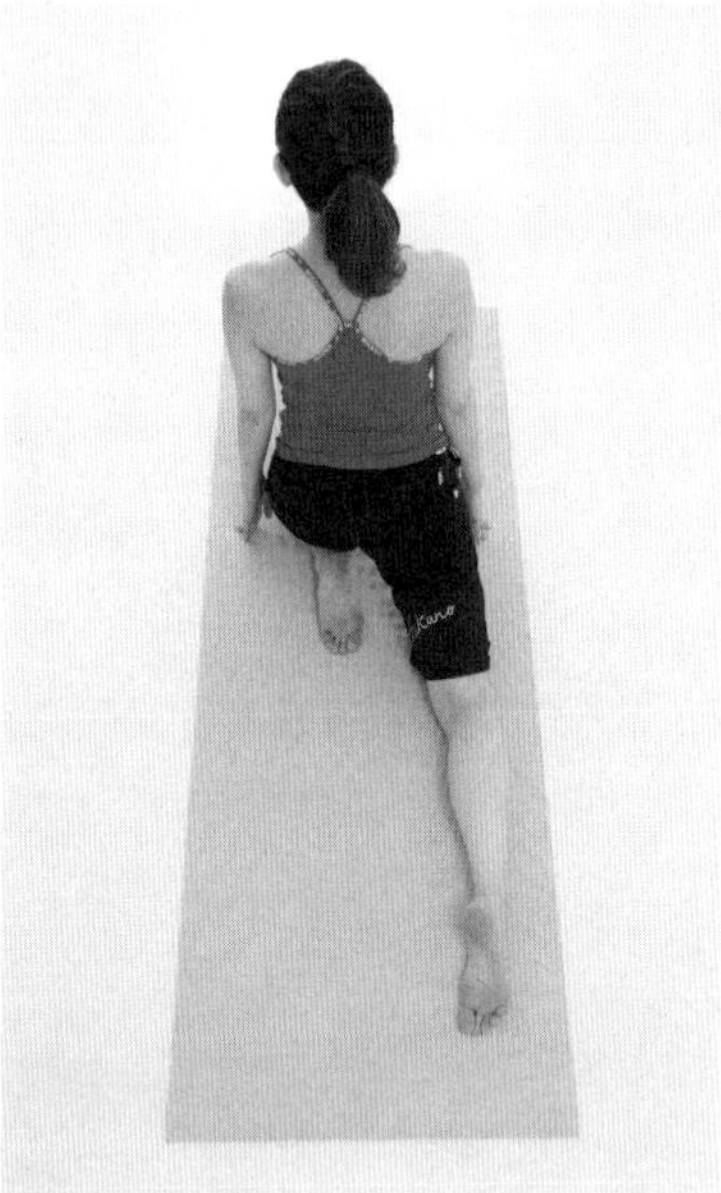

このとき、後ろに伸ばした脚はできるだけまっすぐ伸ばすようにします。内側に入ってしまわないように注意。

2

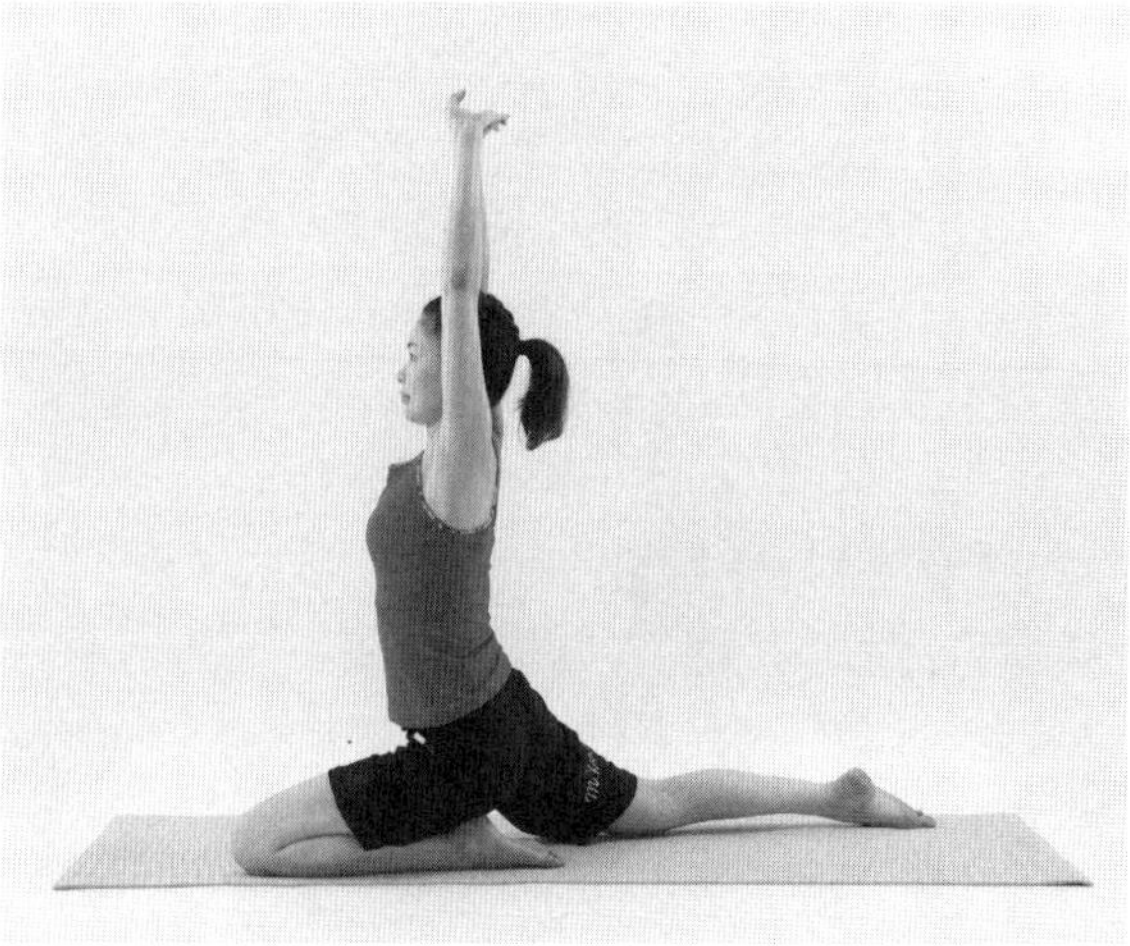

両手を頭の上で組んでひっくり返し、うでを伸ばしたまま首を上へと伸ばします。身体がぐらつかないように気をつけましょう。

3

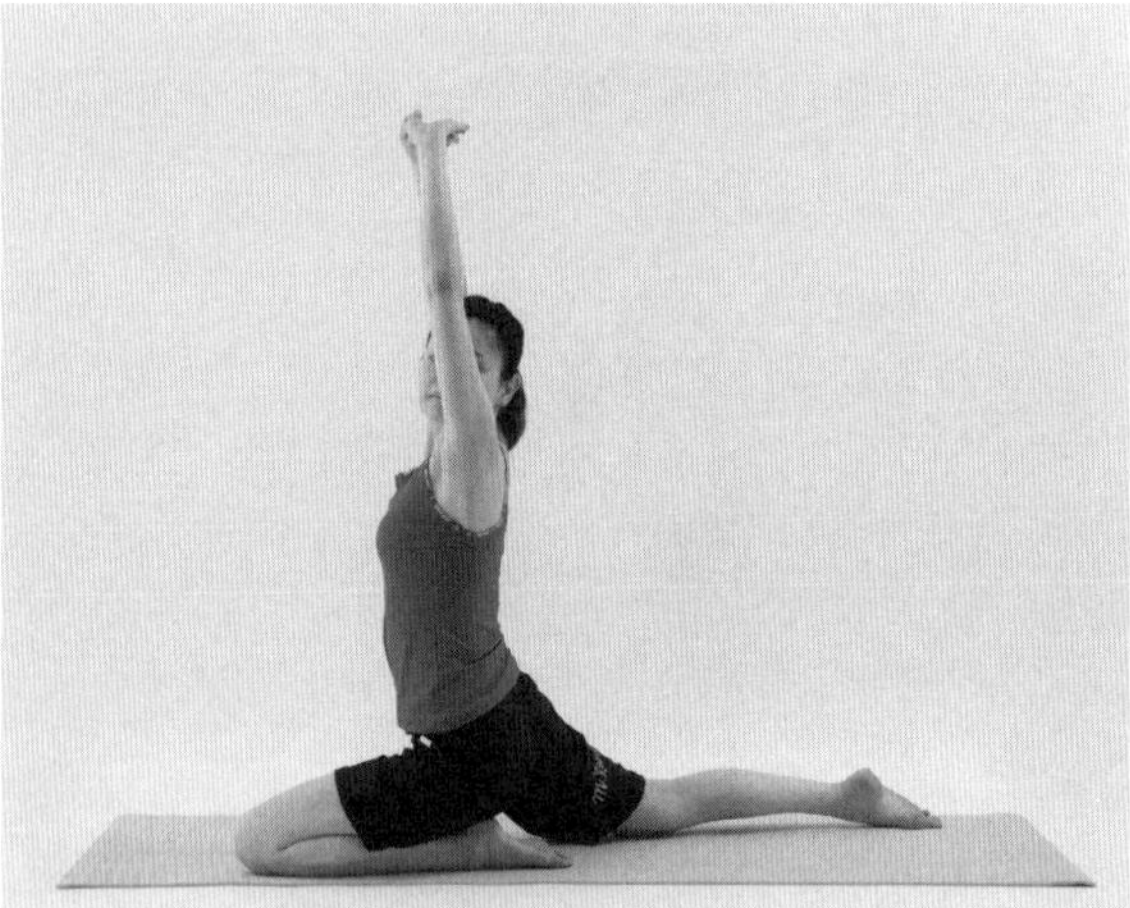

腕を真上に伸ばしたまま、首を水平方向に回します。ゆっくりと回せるまで回したら、脱力させてもとに戻します。

4

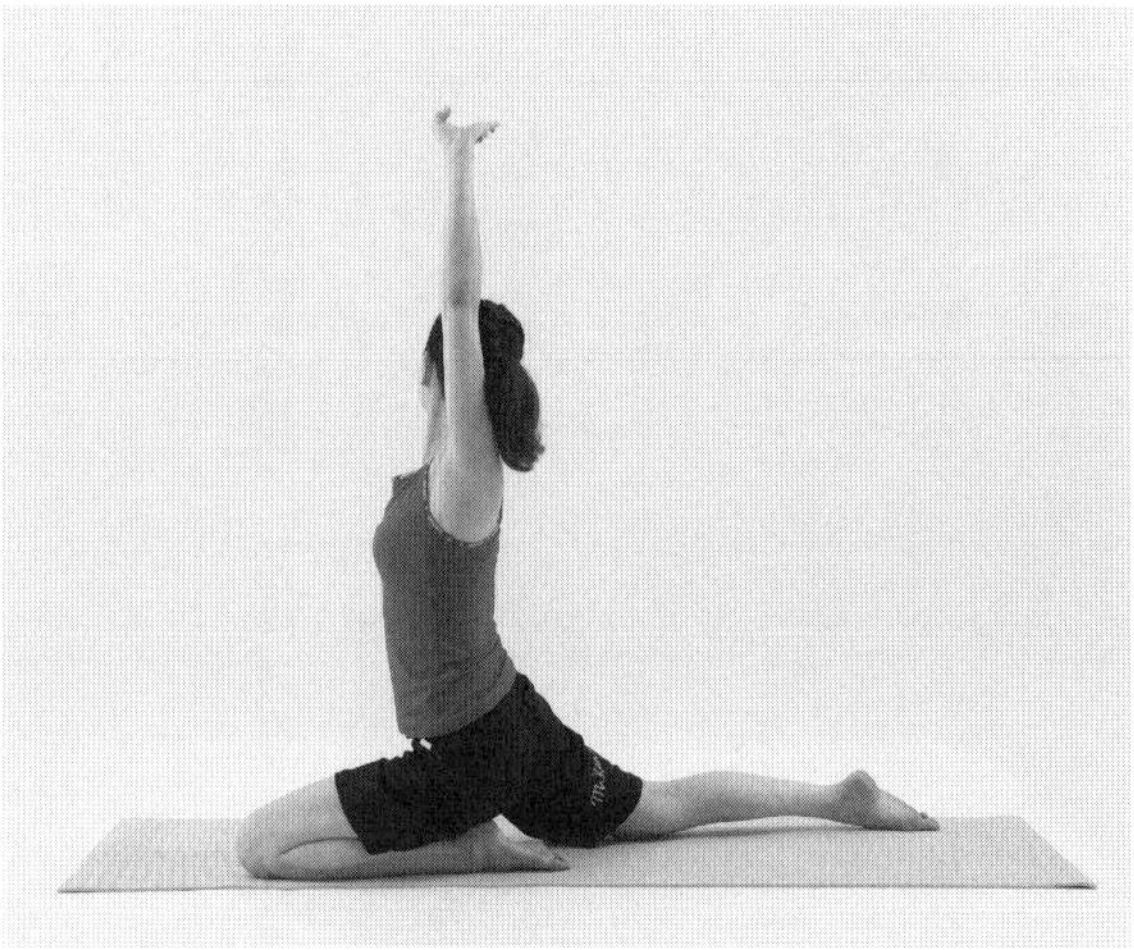

反対側にも首を回し、左右交互に3回ずつ首を回したら、手と脚をもとに戻し、今度はもう片方の脚を前に出して同様に首を回します。

脚のこりをほぐす

最後にご紹介するのは、寝る前の日課にしたい脚のこりをほぐすエクササイズです。凝り固まった脚をそのままにしておくと、サポート筋肉が発達して歪みの原因になるだけでなく、冷え、むくみ、タコといったさまざまな脚トラブルを招きます。

自分の足のかかとでクルクル、スリスリ。リラックス効果も抜群ですよ！

⑪脚すりすり体操

脚のこりをほぐしてトラブルを撃退！

かたく張った脚前面のこりをほぐすエクササイズ。血液やリンパの流れもよくなり、むくみや冷えといった脚のさまざまなトラブルを解消できます。

1

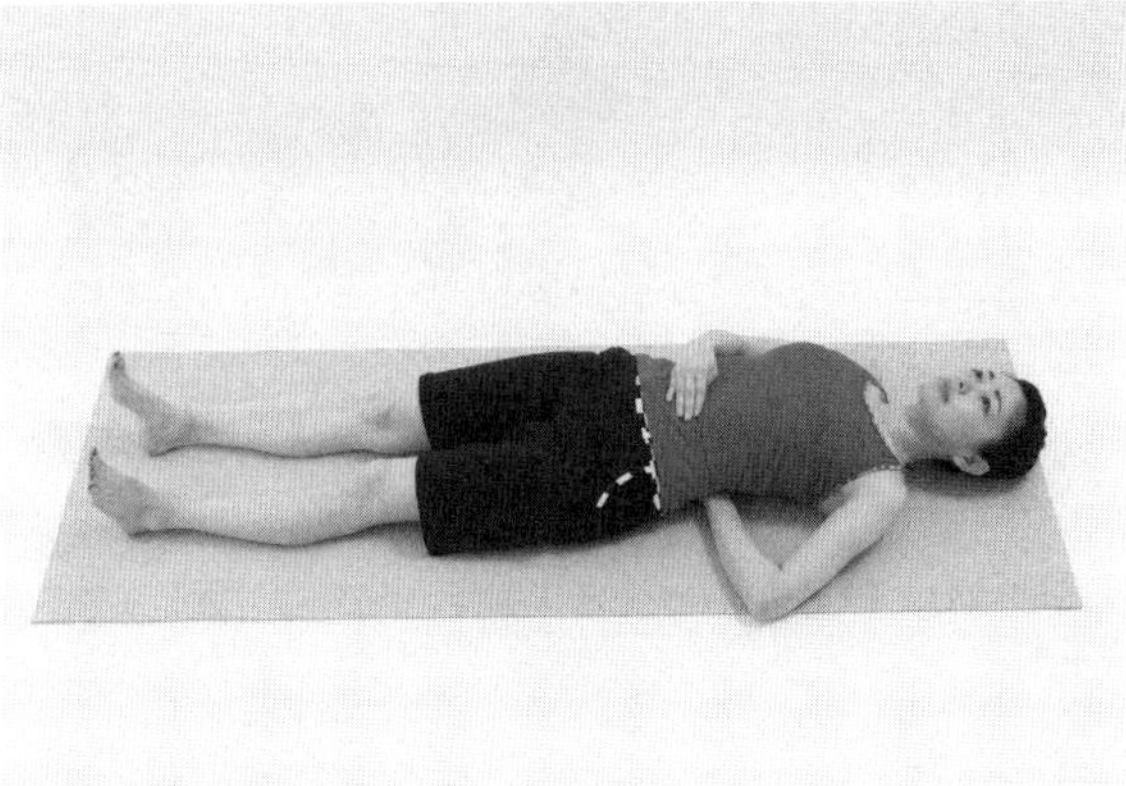

仰向けに寝て、右手をお腹に添え、左手は背中に入れます。脚は肩幅程度に開きましょう。

2

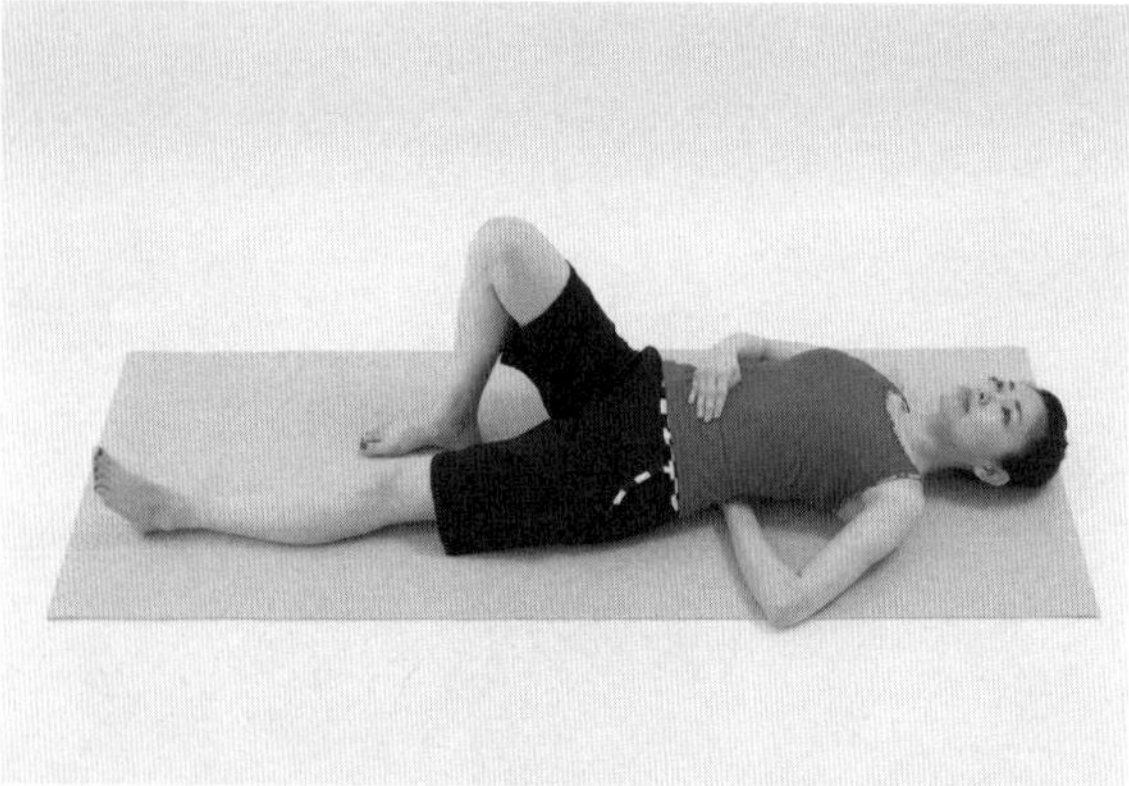

その状態のまま、足裏で床をするようにして右脚のひざを立てていきます。

3

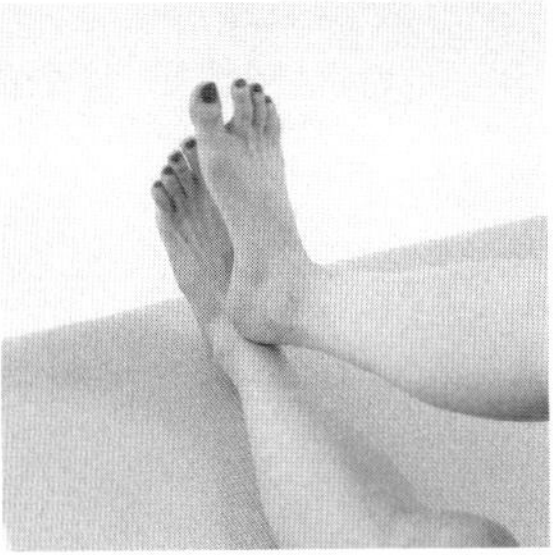

左足の足首のくぼみに、右足のかかとをはめ込みます。

4

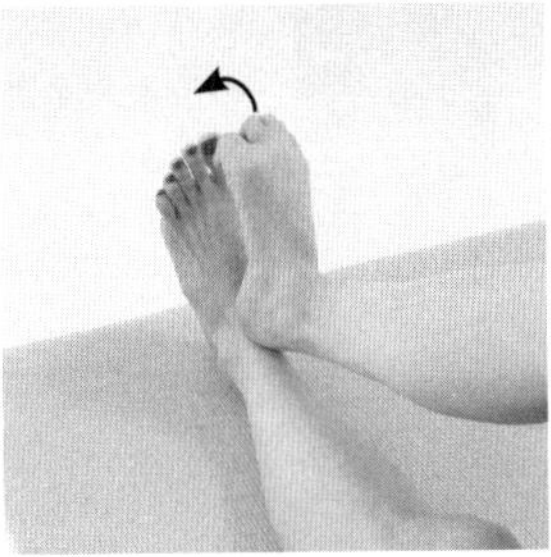

右足のつま先をグーの状態にします。

5

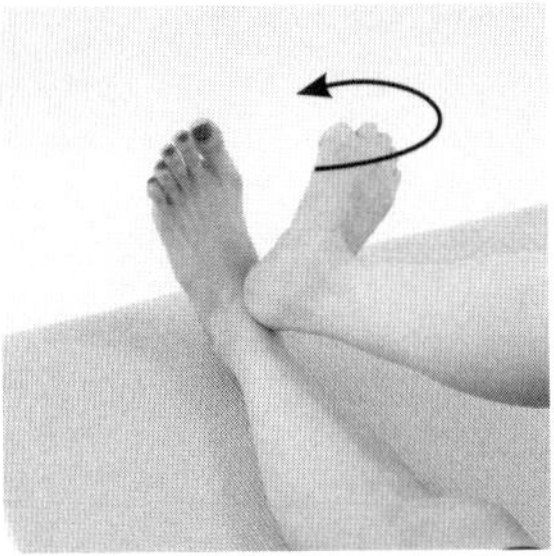

そのまま自分から見て時計まわりにクルクル回します。

6

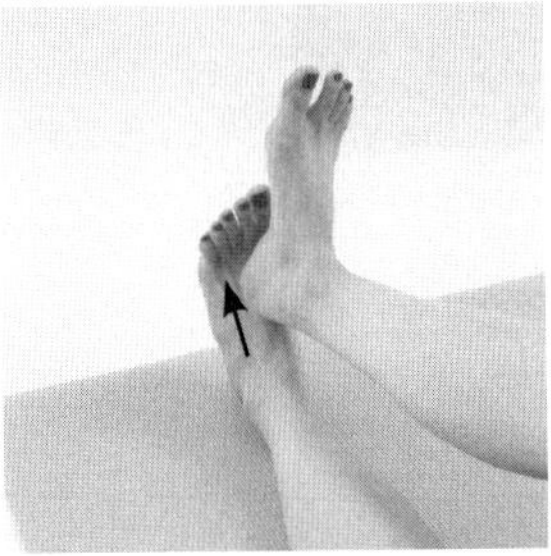

右足のかかとで左足の甲をすりすりほぐします。

7

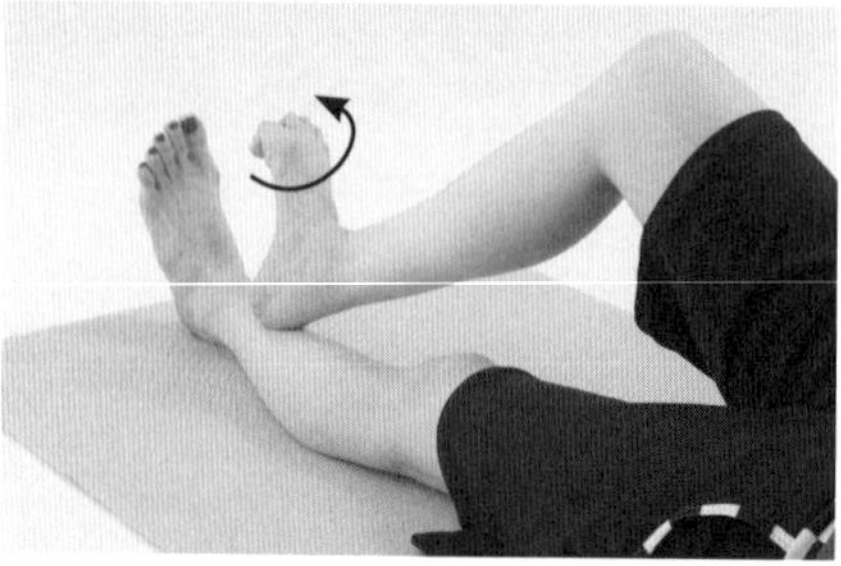

右足のかかとの位置を足首の少し上にもってきて、同じく時計まわりにクルクルします。

8

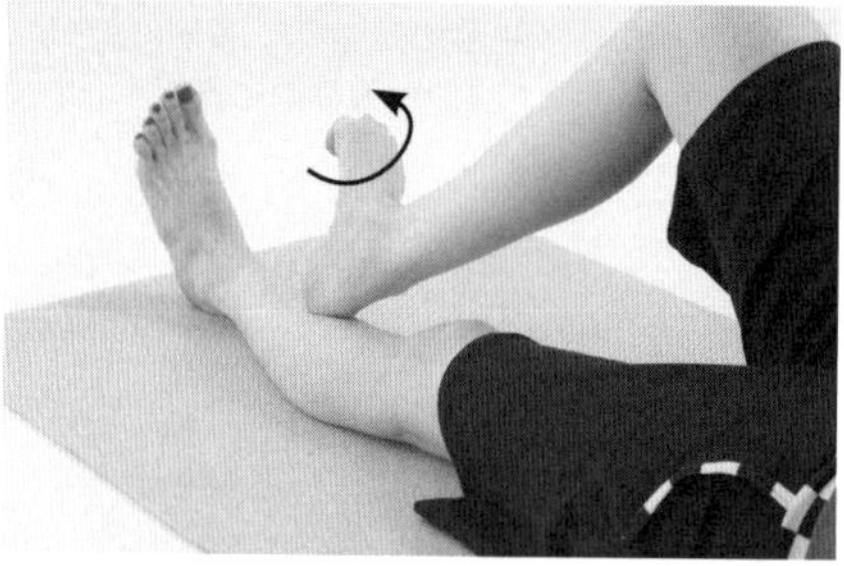

今度はすねのあたりで、同じく時計回りにクルクルします。

9

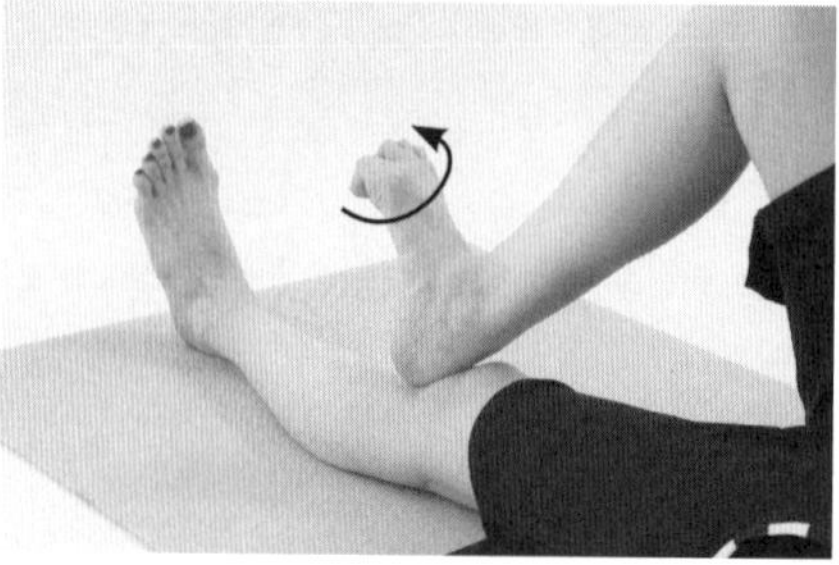

次はちょうどひざのお皿のすぐ下あたりでクルクル。

10

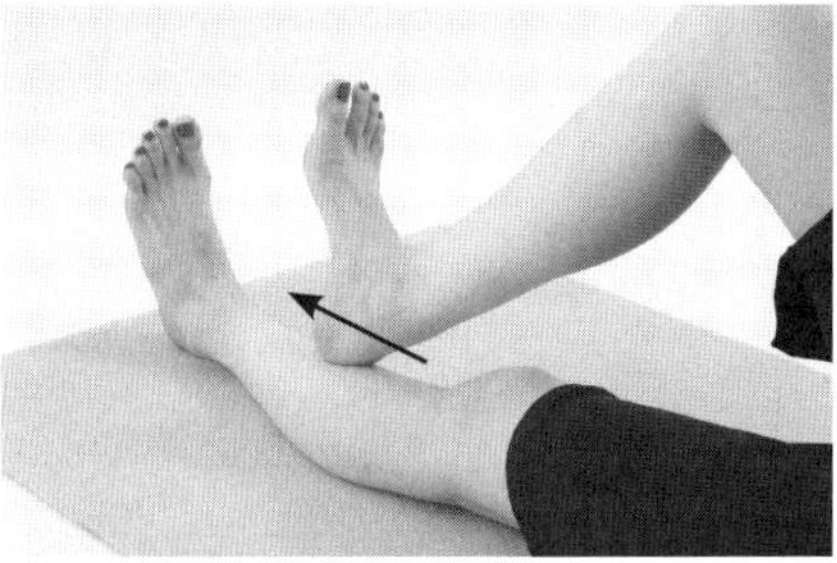

すねのあたり全体を右足のかかとで上下にスリスリします。

11

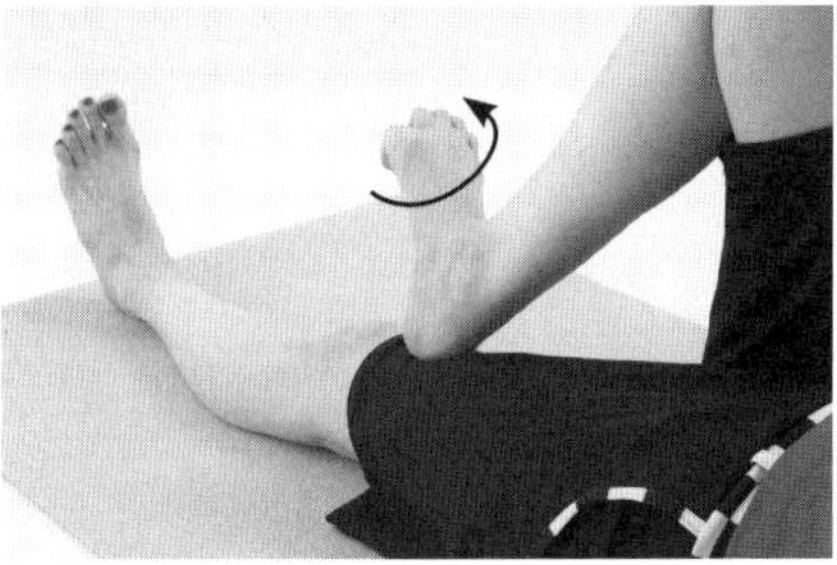

今度はひざ上あたりで同様にクルクル。

12

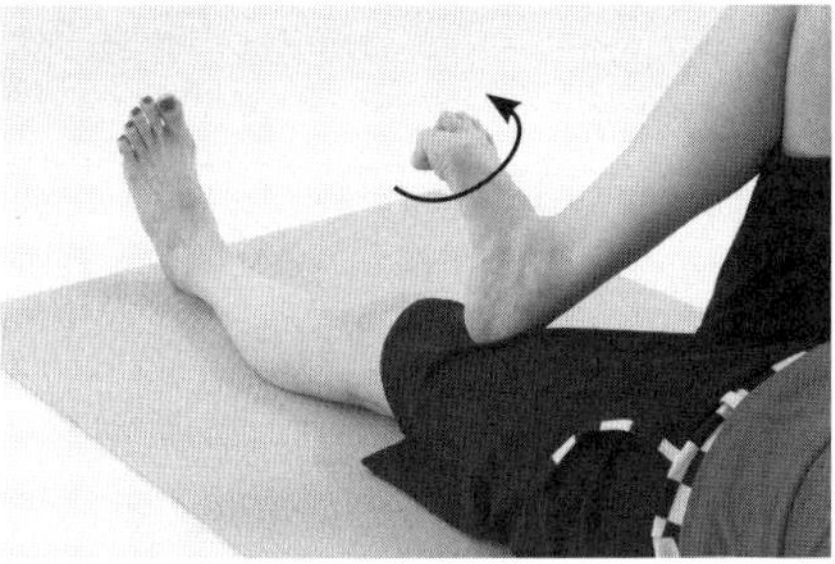

さらにもう一歩、太ももの上でクルクル。

13

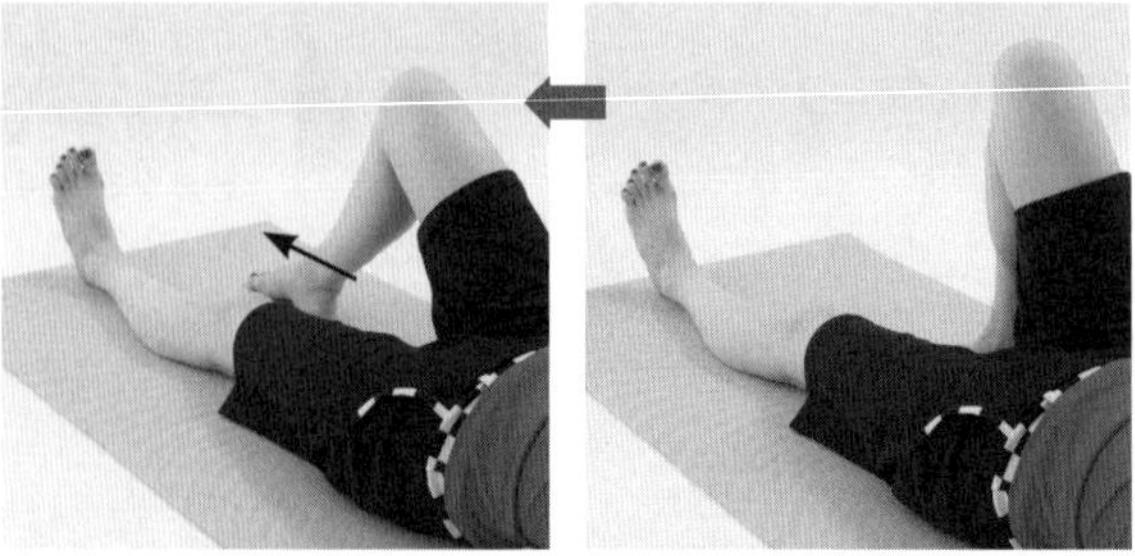

すべてのクルクルが終わったら、左脚から右足を横に下ろします。そのまま足裏を床につけたまま、すーっと右脚を伸ばしていきます。

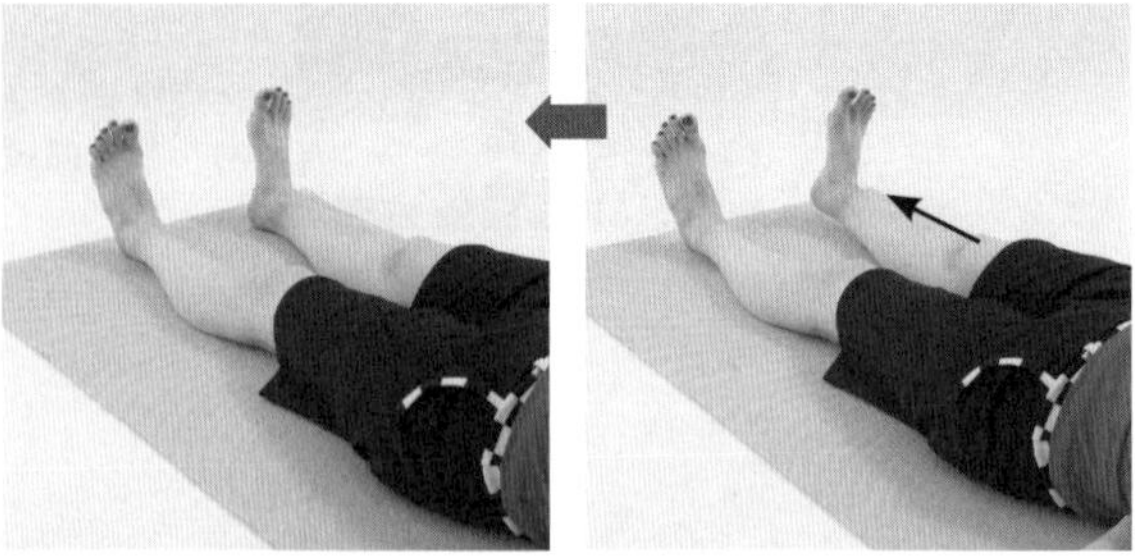

かかとをピンとして最後まで脚を伸ばしきります。両脚を揃えて終了。手を変えて、左脚も同様に行います。左の場合、クルクルは反時計回りです。

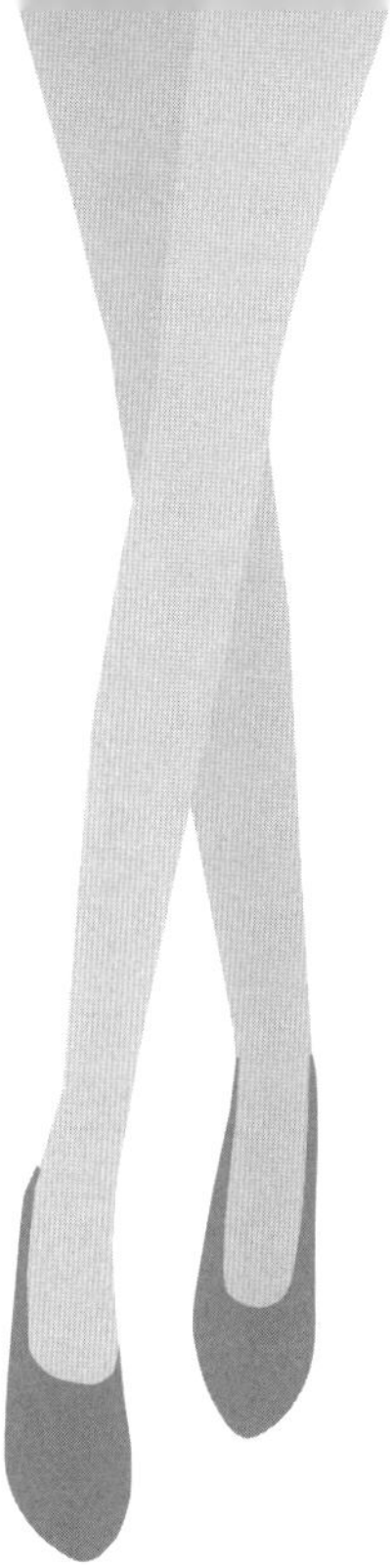

4章

美脚の習慣――歪みグセをなくす

✦毎日の習慣でもっと美脚になる！

「エクササイズをやってもなかなか効果が出ない！」という人は、一度、毎日の習慣を見直してみてください。次のような習慣やクセは、股関節を歪ませ、くびれをなくし、お腹も出やすくなるので注意が必要です。

◎ひざを曲げて歩いてしまう。
◎歩くときに大きな足音を立てている。
◎長時間、合わない靴で歩く。
◎テーブルや机にひじをついて座ってしまう。
◎脇を開いて立つ。
◎イスに座るときよく脚を組む。
◎疲れていても階段を使う。

いかがでしたか？　普段は気がつかないところに股関節を歪ませる原因があるので

す。ぜひ、気づいたときに改善するよう、努力してみてください。

逆に、股関節にいい習慣は、どんどん取り入れていきましょう。

たとえば、「立つ」「歩く」「座る」といった動作。日常生活のなかで多いこれらの動作に気をつけているだけでも、股関節は整っていきますし、エクササイズの効果もアップするのです。

ここでは、「立つ」「歩く」「座る」の正しい基本動作を解説していきます。決して難しいものではありませんので、ぜひ大きな鏡の前で練習してみてください。

また、O脚やXO脚といった脚の歪みも、歩き方が原因である場合が多いものです。ここでは、歩き方に加えて、エクササイズ時にプラスすることで効果的な脚の歪み直し法「ハンカチしばり」も紹介します。

O脚、XO脚の「脚の歪みを一刻も早く改善させたい！」という人への奥の手が、このハンカチしばりです。

まずは、少し大きめのハンカチを用意してください。ハンカチがなければ、バンダナ、スカーフ、タオル、ゴムチューブなどでもOKです。ぜひ、お試しください。

美脚になる座り方

[横から見ると…]

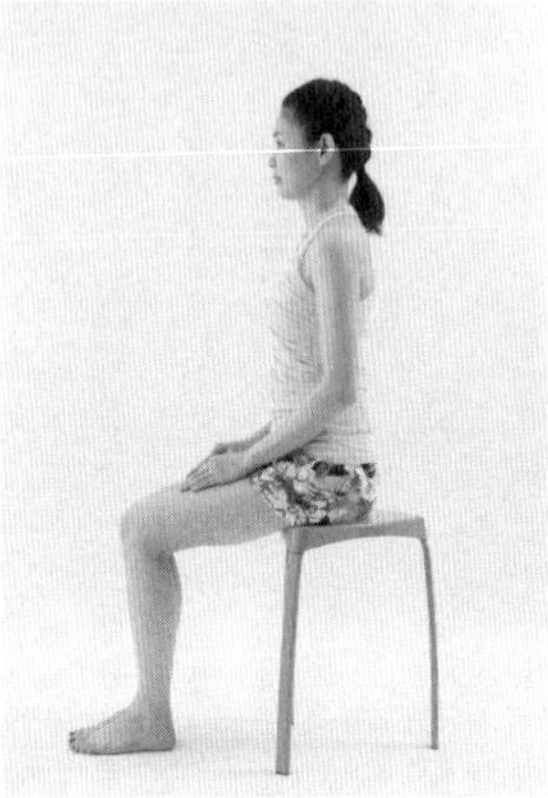

イスに浅く座って、首を伸ばし、お腹を引っ込めて、太ももと上半身がきれいなL字を描くように。

[写真を撮るとき]

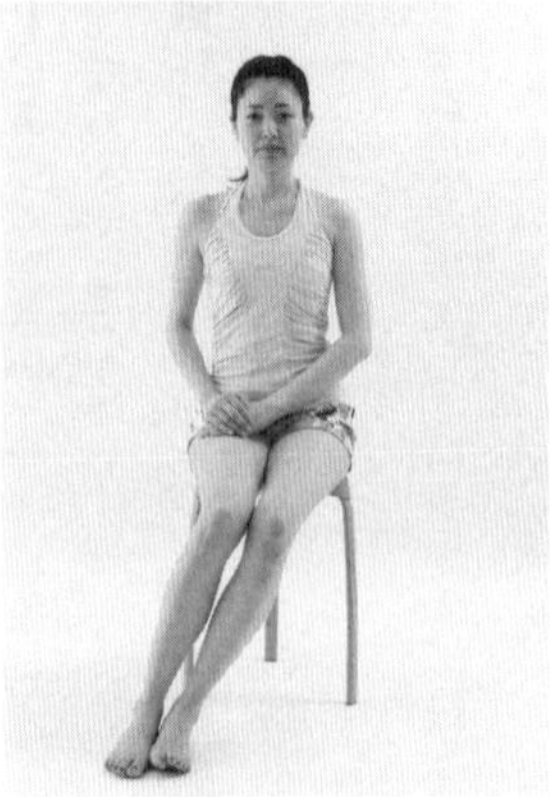

上半身をまっすぐにして、ひざ下だけを斜めに流すと、脚が長くキレイに見えます。

[前から見ると…]

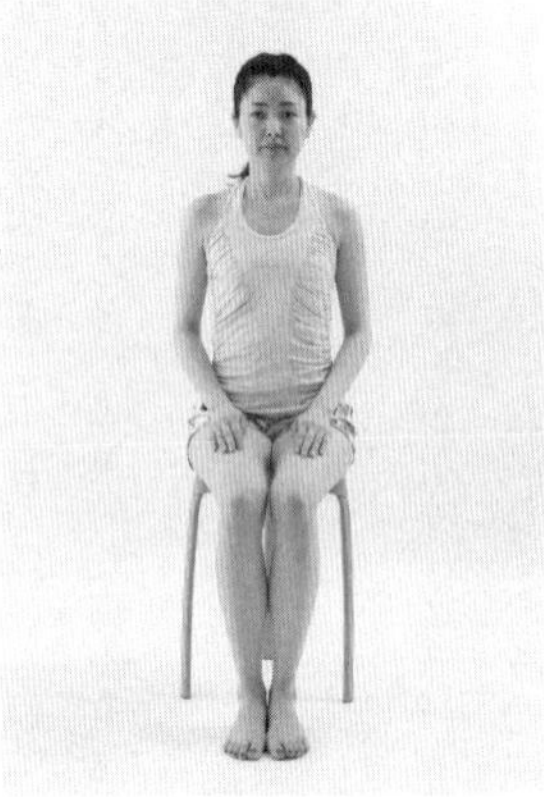

つま先とひざ頭とが真正面になるように脚を揃え、足底をしっかり床につけるようにしましょう。

美脚になる立ち方

×

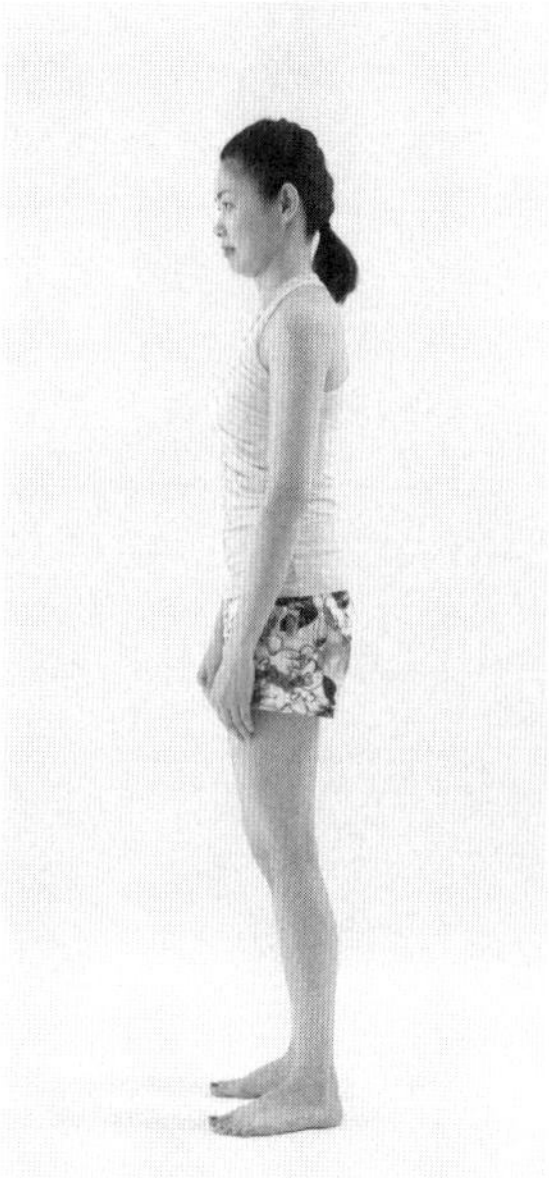

首が前傾したり、ひざが曲がるのはダメ。片足に体重をかけたり、脚をクロスさせるのもNGです。

○

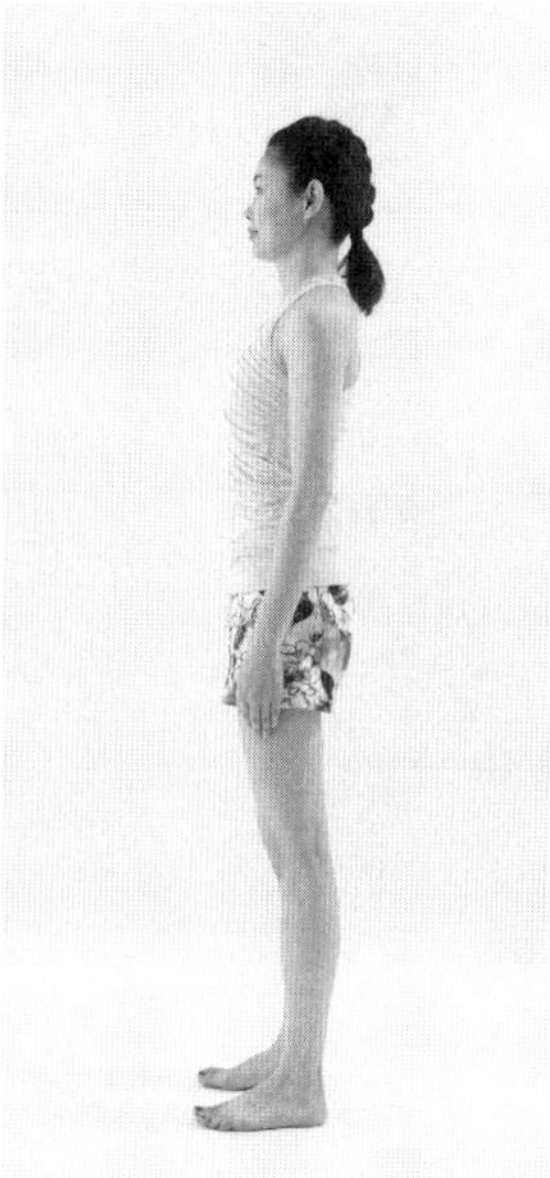

両脚を拳一つ分くらい開いて、かかとに重心を置き、ひざとつま先が正面を向くようにします。

美脚になる歩き方

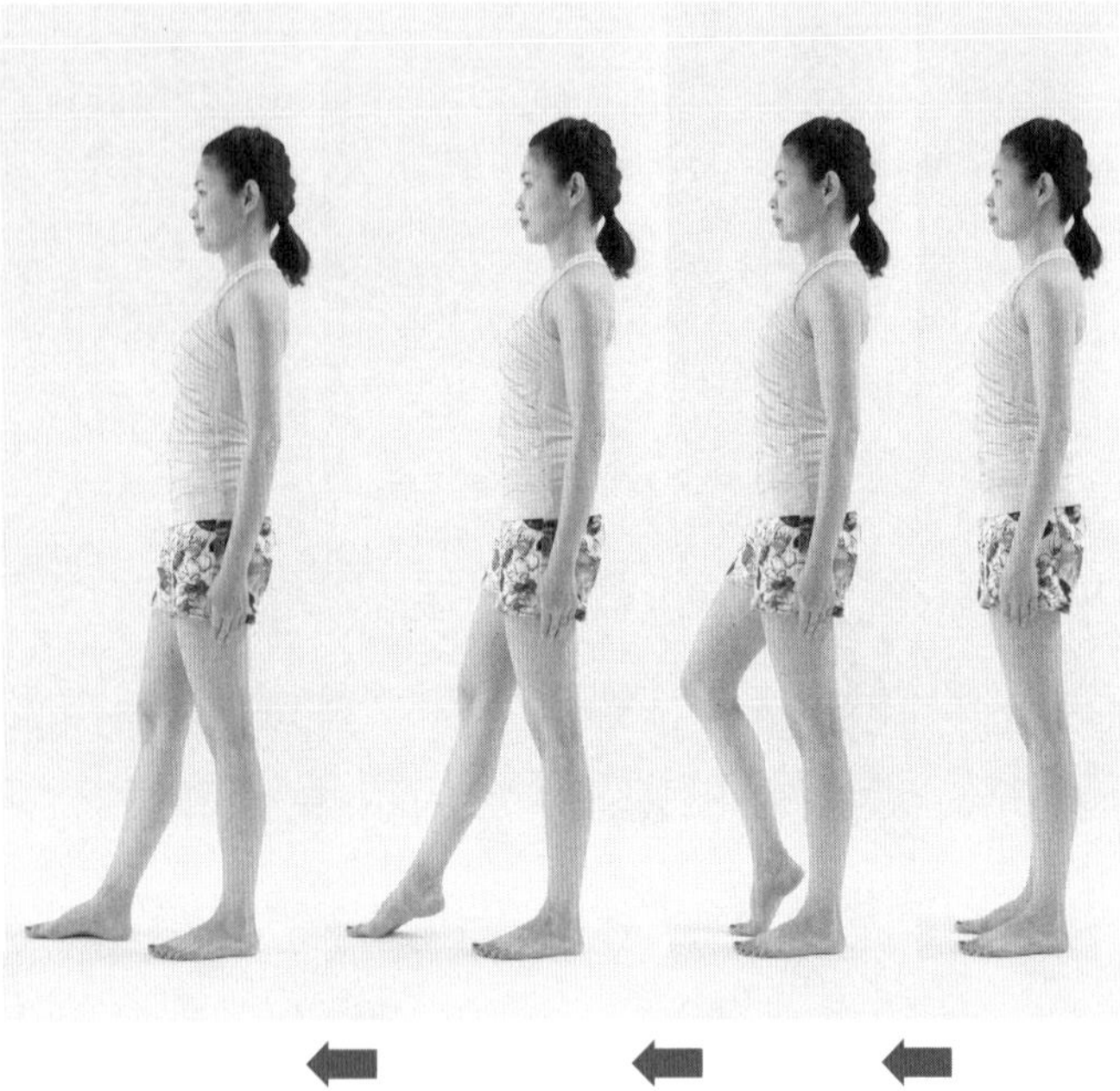

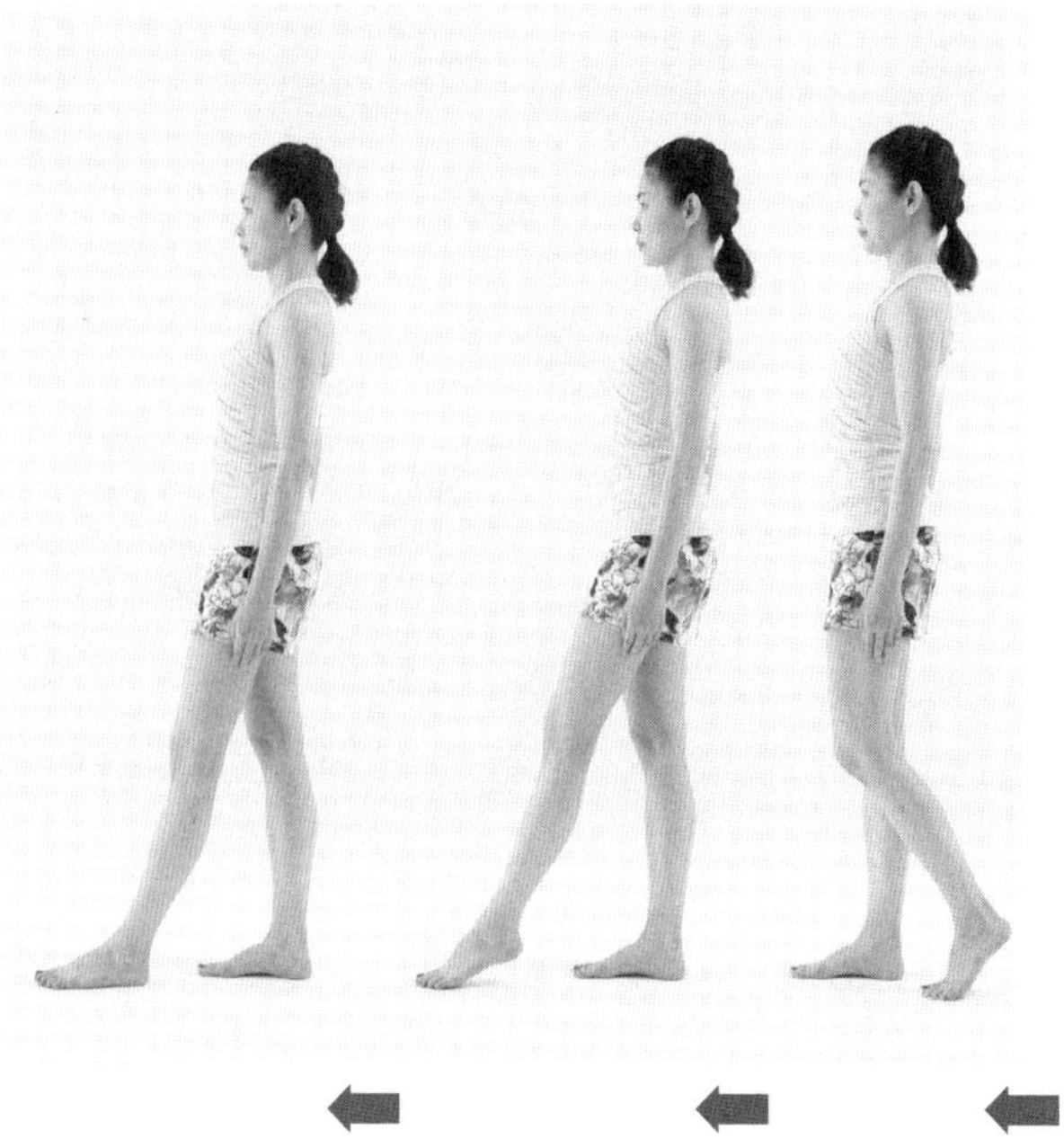

片方の脚をすっと上に引き上げ、前に振るようにして1歩出します。まずは指先、とくに親指以外の4本の指を先に着地させるようにして、その後、土踏まず→かかとの順で体重を移動させます。
重要なのは、つねに動かさないほうの脚に重心を置くということ。前脚の足底がしっかり着地したときに、恥骨と脚の付け根を出すようにして、上半身が前屈みにならないように注意しながら、後ろ脚を引き上げます。
顎と胸を垂直に引き上げながら、足底を意識して前を向いて歩くと、美しく歩けますね。

ハンカチしばり

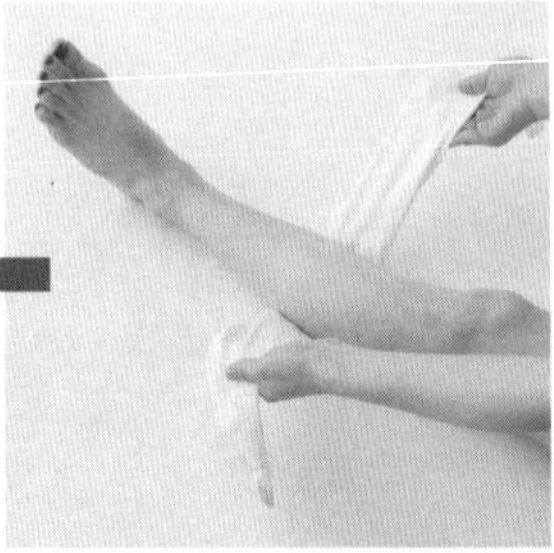

床にかかとをつけたまま、つま先を立て、ハンカチをふくらはぎの一番出ている部分に下からあてます。

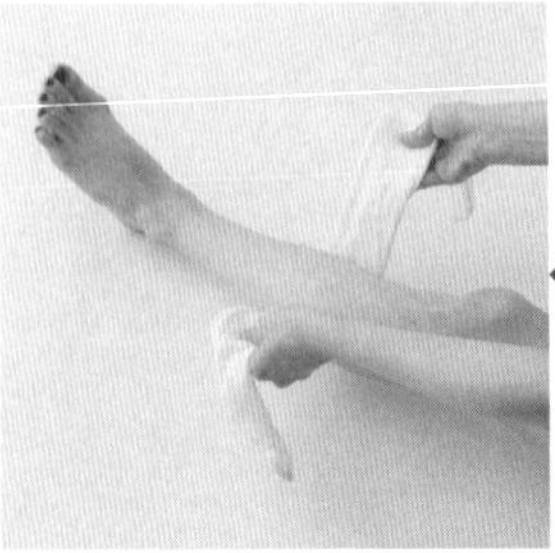

そのままハンカチを引き上げます。

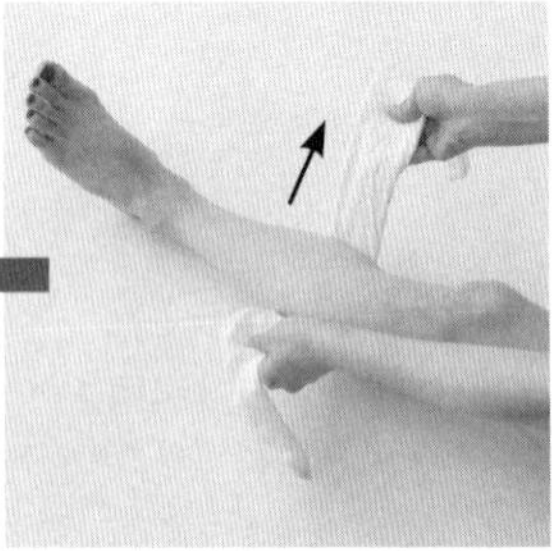

ふくらはぎの肉を引き寄せるような感覚で、ハンカチを内側に向かってきゅっと引きます。

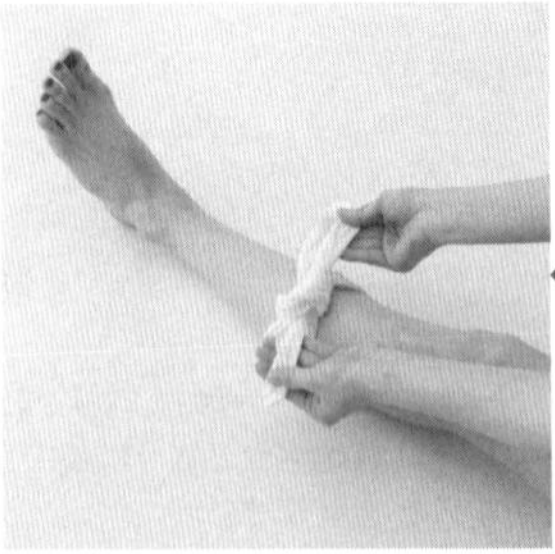

痛くない程度にキュッと結びます。

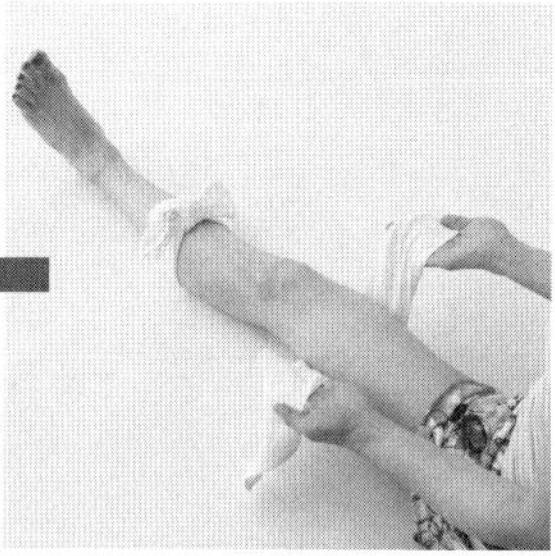

ふくらはぎと同様に、太もも中間あたりに下からハンカチをあてます。

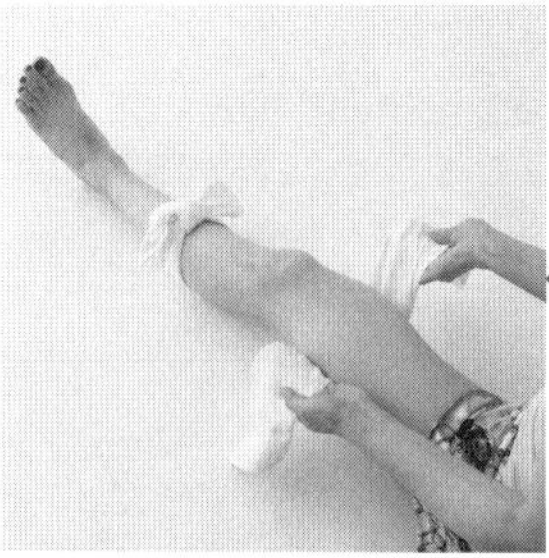

そのままハンカチを引き上げます。

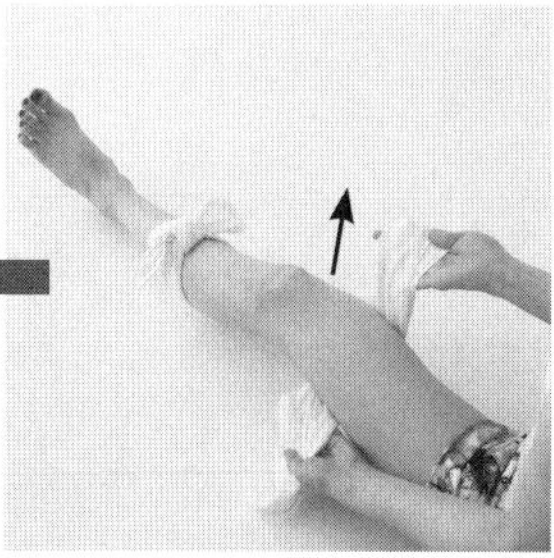

太ももの肉を引き寄せるような感覚で、ハンカチを内側に向かってきゅっと引きます。

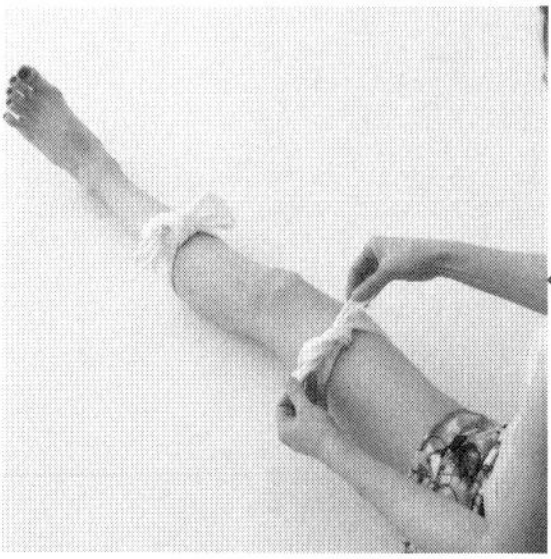

痛くない程度にキュッと結び、まずは117ページの「ひざ裏たたき」を行ってみましょう。

✦スマホ、居眠り、デスクワーク…に要注意

長時間パソコンを扱っている人は、姿勢が悪くなりがちなので要注意です。

骨格を歪ませないポイントはキーボードと体の距離、ディスプレイの高さ、イスの高さです。キーボードが手元から離れすぎていると、扱うときに体を前に傾けることになってしまいます。できるだけ、体の近くにセットしましょう。

ディスプレイは、中央が目線の高さになるように、ディスプレイの下に何か置くなどして高さの調整をしてください。また、イスの高さもひざ下の長さに合わせて調整しましょう。足底が床につくかどうかが重要だからです。脚がプラプラして床につかなかったり、イスが低すぎて脚が斜めになっていては、正しく上半身を支えることができません。

長時間座りっぱなしでいるのもNGです。股関節や坐骨にかかる負担が大きく、歪みやねじれの原因になります。パソコンの前に90分くらい座り続けたら、インターバ

ルをとって立ち上がり、リラックスするようにしましょう。

また、通勤時間のスマホいじりや居眠りも、首が下がり、体が前かがみになるので注意が必要です。背骨にも大きなダメージを与えます。電車に乗っている時間は決して短くはありません。しかも、毎日繰り返されます。ダメージが積み重なったら、首の骨、背骨の歪みや関節のつまりは、どんどん深刻なものになっていきます。

車内で座っているときは、足底全体をしっかり床につけて背筋を伸ばします。立っているときは、かかとに重心をのせて、ひざがくの字に曲がらないように意識し、体を縦に伸ばしましょう。目線をやや上に向けていると、伸びやすくなります。

美脚をつくる靴の選び方

靴はその選び方によって、股関節への影響が大きく異なってきます。

ヒールが高いと、足がつま先に向かって滑りやすく、重心が前に傾きやすくなります。でも、かかとをのせる部分がしっかりとかかとの真ん中を支えられるタイプのヒールを選べば、つま先のほうに滑りません。かかとの中央部が、ほんの少し低くなっている靴が理想です。

さらに、かかと部分とつま先部分が、地面と平行なデザインだったら、尚よしです。このような靴なら、ヒールが高くても股関節に悪い影響を与えません。また、靴擦れや足のトラブルにもなりにくいという効果があります。

［靴の選び方］

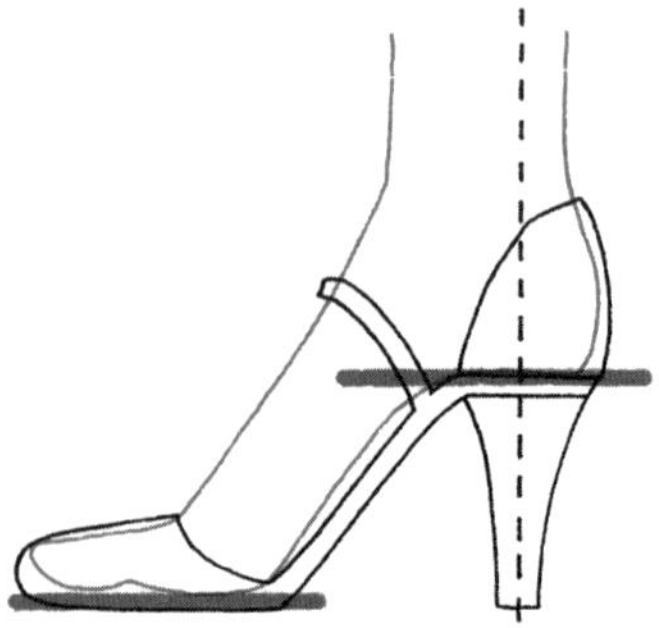

靴の影響で外反母趾になってしまったという人も多いと思います。実際は、靴のせいだけではないとは思いますが、外反母趾がつらくて靴も選べない……という方のために、次ページに「外反母趾直し」を紹介しています。

夜寝る前の数分間、日中、靴で圧迫されていた足指をほぐし、骨をきちんと動かしてあげることで、外反母趾や足の痛みなど、さまざまなトラブルが解消されるはずです！

外反母趾直し

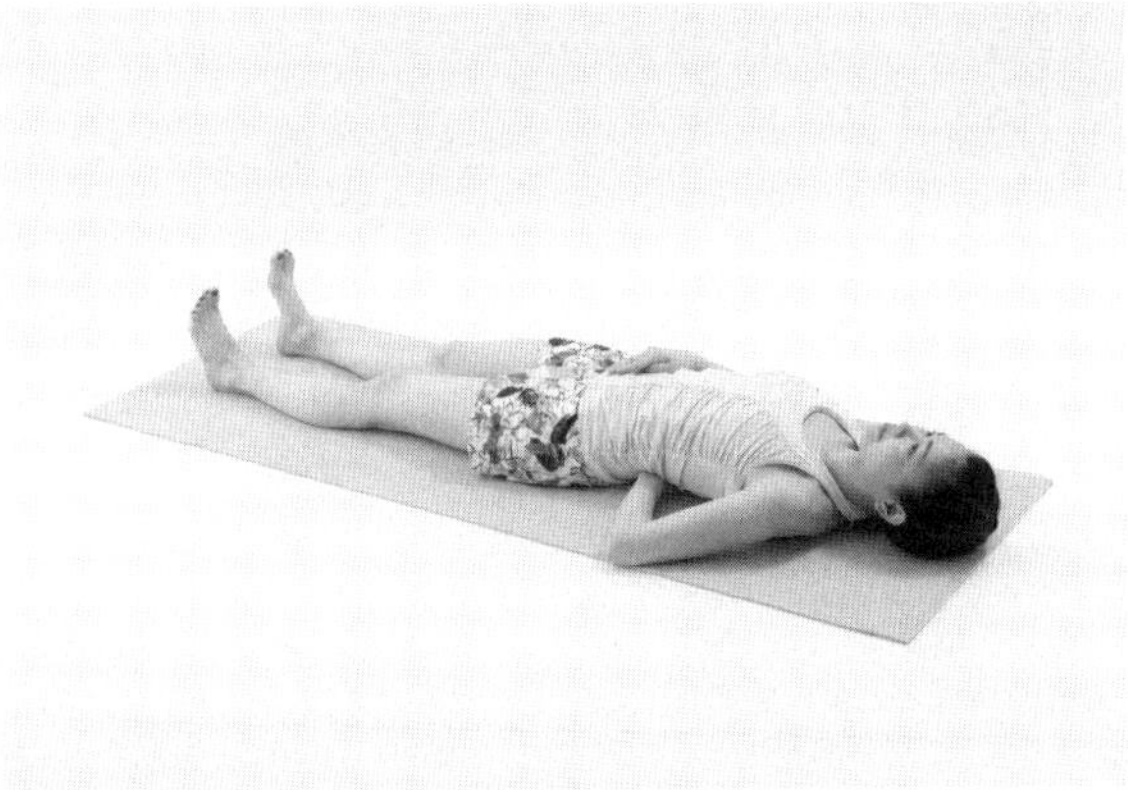

仰向けに寝て、足を肩幅程度に開きます。右手をお腹にそっと添え、左手は背中に入れます。

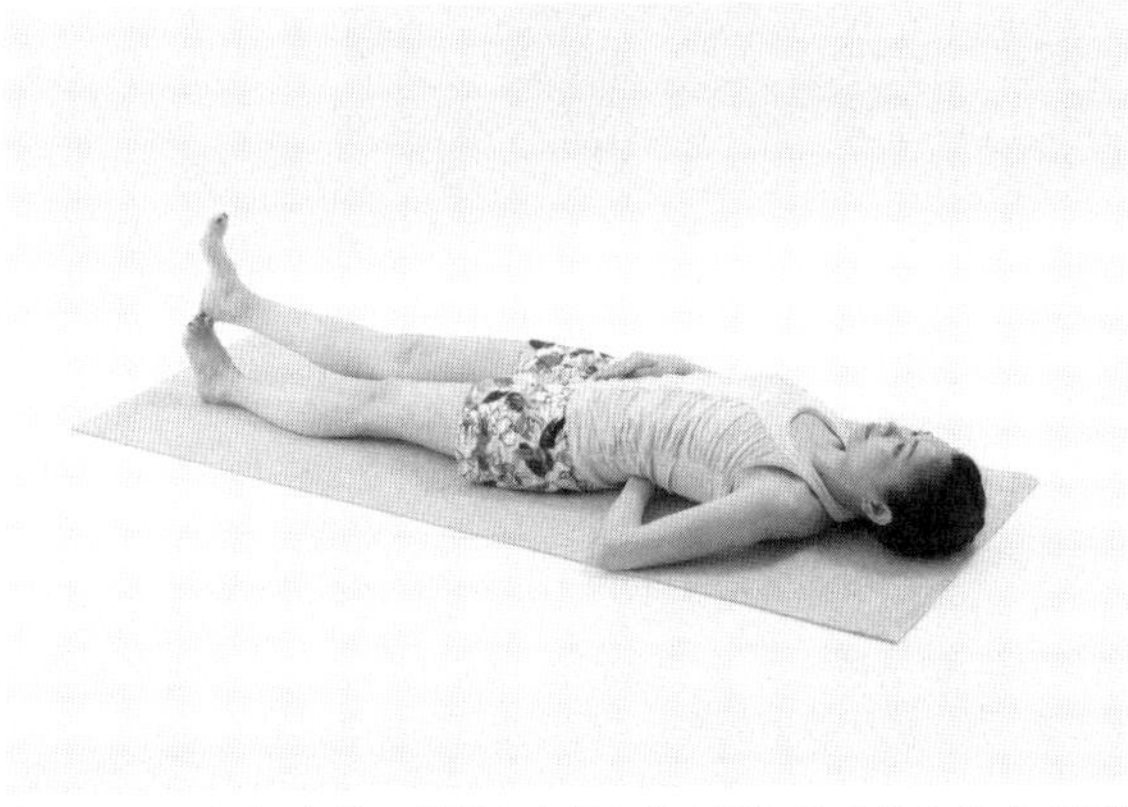

右足のかかとを、左足の親指と人差し指の間に挟み込みます。指先は真上を向けるようにしましょう。

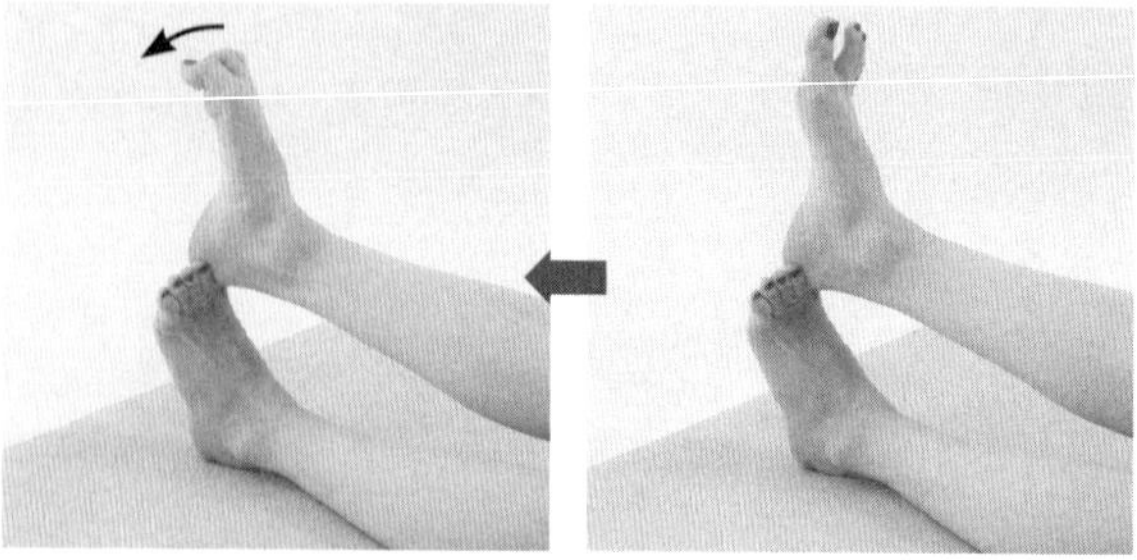

左足の親指と人差し指の間に、右足のかかとを挟み込み、右足の指を折り曲げ、グーの形をつくります。グーグーと数回グーの形をつくりましょう。

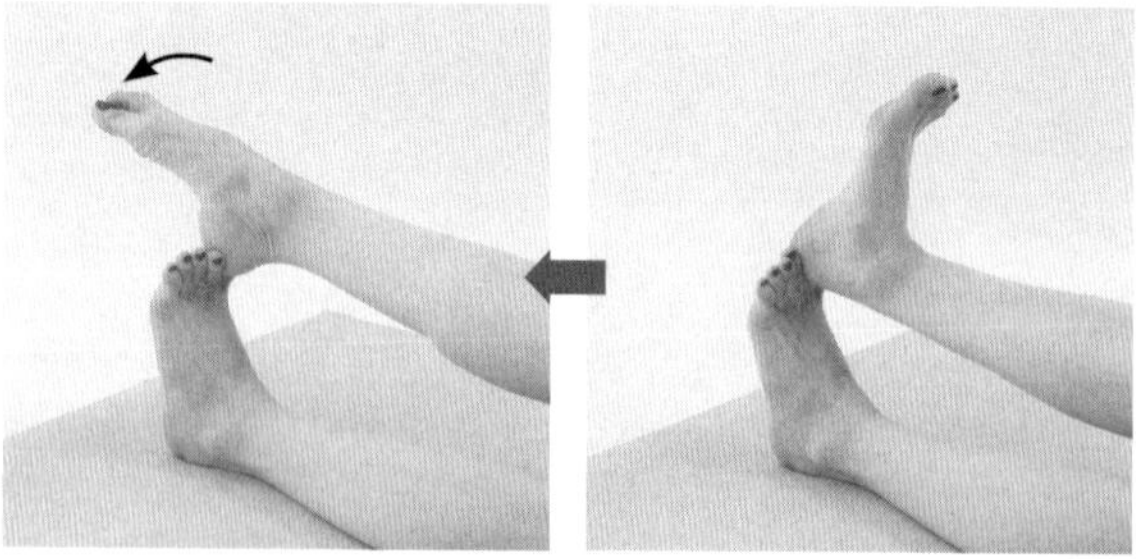

右足を手前に引きます。右足を向こう側に倒し、パタパタと数回動かします。手を替え、反対側の足も同様に行います。

美脚をつくる睡眠法

美脚と睡眠が深い関係にあること、ご存じですか?

背中には交感神経が走っています。昼間活発に働くのが交換神経、夜寝ているあいだにすべての臓器を休ませる働きをしているのが、副交感神経です。

よく眠れていれば、昼と夜で交換神経と副交感神経の働きがうまく切り替わり、睡眠中に関節がゆるんで筋肉もほぐれ、寝返りによって筋肉のゆがみも解消されます。

人間の体は本来、左右対称でなくてはなりません。背骨は緩やかなSカーブを描くのが理想です。重い頭を支えるための形で、このラインが深く曲がってしまうと頸椎がつまってしまい、血液もリンパも流れが悪くなってしまいます。

理想は、毎日寝る前にエクササイズをして筋肉をほぐし、少し固めのベッドや布団で眠ること。固めのベッドで寝たほうが、眠っている間に寝返りができ、筋肉のゆがみが解消されやすいからです。

寝返りが多い人ほど睡眠中に骨や関節の歪みがとれているのです。やわらかすぎるベッドでは体が沈み込んでしまいますから要注意です。

できれば首や肩、背中が楽になる姿勢、股関節を開いて〝大の字〟にできる広いところで寝るのがベストです。寝返りができ、筋肉がほぐれてよく眠れるのです。

寝返りを打つという行為は、体の新陳代謝を促し、骨格の矯正も行います。

寝返りは背中に走っている副交感神経による指令です。体が「筋肉を動かしたい」といって、寝返りを打っているのです。この神経を解放できる眠り方がいいのです。

人間にとって体を横たえる時間は、重力の負荷がなくなり、唯一重力から解放されるときです。居眠りはいけませんが、夜は十分に体を横たえて睡眠をとってください。

✦ にっこり笑顔が美脚に導く

私のサロンでエクササイズを指導するとき、いつもアドバイスすることがあります。それは「ニッコリ笑顔で行ってください」ということ。

歯を食いしばってエクササイズを行うよりも、ニッコリと微笑みながら行ったほうが、筋肉がやわらかくなり、関節もほぐれるのです。

首や肩、背中に余分な力が入らなければ疲れにくいし、背骨も歪みにくくなります。すると、股関節にも負担がかからず、脚も歪みにくい、というわけです。逆に、歯を食いしばって、口角が下がっていると疲れやすくなり、背骨や股関節も悪化します。

これは、普段の生活でも同じです。仕事でもグッと歯を食いしばってばかりでは、体に余分な力が入りっぱなしになってしまいます。こういう生活が続くと、体はどんどん硬く固まってしまうのです。ニッコリすることで、適度にリラックスし、余分な力が抜けて疲れにくくなり、脚の歪みも防止できるのです。

自然にニッコリと笑う秘訣はズバリ、背中と肩です。背中と肩の力を抜いて、肩甲骨を下げるようにすると、自然な笑顔がつくれます。

肩や背中が凝り固まっている人は、最初はうまくできないかもしれません。でも、本書でご紹介している「ひじ回し」や「肩関節ストレッチ」を続けていれば、肩甲骨まわりもやわらかくなって、美しく微笑むようになれるはずです。

✦腕に力を入れない、頑張りすぎない

人間は頑張る動物です。私たちのＤＮＡには、「頑張る」ことが本能的に刻み込まれています。家族のために働いて外で頑張る、家事をして内で頑張る。最近の女性は外でも内でも頑張りが必要になってきました。

でも、ときには頑張らないことも必要です。

女性らしい体のためには、いかにも「頑張る」姿勢はときに大敵です。男性と同等に、もしくはそれ以上に頑張ると、どうしても肩に力が入ります。背中に力が入ります。二の腕にも力が入ります。それが筋肉を硬くし、血流を悪くするのです。

もっと気軽にリラックスできる女力アップの時間を設けましょう。そして、ときには人に甘えましょう。

こんなお客さんの例があります。以前はスーパーで重いビール箱を持っていても誰も助けてくれなかったのに、ボディが女性らしく変わったら助けてもらえるようにな

ったというのです。彼女はとても喜んでいました。

「頑張る」のが大好きなのは、いいことだと思います。でも、ときには一息ついて、自分のための時間を見つけてください。鏡を見て、背中の力を抜いて、肩の力も、腕の力も抜いて、ニッコリ笑顔がポイントです。

指を回す、首を回すと美脚になる

足の指のうち、親指以外の4本の指を動かすと、脚うら筋が刺激されます。

理想的なのは、4本の指がバラバラに動くことです。バラバラに動かすことで、脚が硬く強張《こわば》るのも防いでくれるからです。

最初のうちは、指をバラバラに動かすことが難しいかもしれません。脚の神経や筋肉が、足指を動かすことに慣れていないからです。

でも心配ありません。本書でご紹介しているエクササイズを続けていれば、脚の神経や筋肉が正しく働くようになって、足指もよく動くようになります。

足の指と同様に、手の指も重要です。そしてこれも、親指以外の４本が大事なんです。なぜなら、手の指をしなやかに動かすことで、手首→ひじ→肩→首や背中の筋肉がほぐれてくるからです。

逆に、親指に力が入っていたり、ぐっと拳を握ることは、筋肉を強張らせます。肩こりや首こりの人は、指や手の甲に力を入れるクセがあることが多いのです。

さらに、指先をよく動かすと、体の調子もよくなります。

足の指や手の指は、心臓から出た血液の折り返し地点。ここを動かすことで、全身の血流がよくなるんです。冷え性や肩こりも改善されます。

肩こりや首こりの人は、たいてい、足先や手先が冷えています。指が動いていないから、筋肉や関節が固まり、血流も悪いのです。

また、首を前に倒す姿勢もＮＧです。首まわりが硬くなり、椎関節が詰まってしまいます。気づいたときに首を水平に回しましょう。首を左右に回して後ろが見えるようになったら、首や肩まわりの筋肉がほぐれて、肩こりや首こりが少なくなり、頭や首が上に伸びやすくなります。

さて、足の指を動かすと、足の裏から脚うら筋、ヒップの筋肉にまで刺激が伝わることは、すでにご説明しましたね。

そこで、集中的に足の指を動かすエクササイズをご紹介しましょう。

それは、足指ジャンケン。足の指でグー、チョキ、逆チョキ、パーの形をつくるのです。

床に座り、脚を伸ばして行ってもいいですし、寝てでも、イスに座ってでもかまいません。足指を動かし、脚うら筋をどんどん刺激して、脚をスラリとさせましょう。

逆チョキは、指がつりそうになって、なかなかうまくできない人が多いかもしれません。でも、トライし続けてみてください。

最初はできなくても、だんだん慣れて形になってきます。つりそうになるのは、普段使っていない筋肉を使っているからです。

使わない筋肉を使ったり、骨を動かしたりするのはとてもいいことなのですから、めげずにぜひ頑張ってみてください。

グー・チョキ・パー体操

[チョキ]

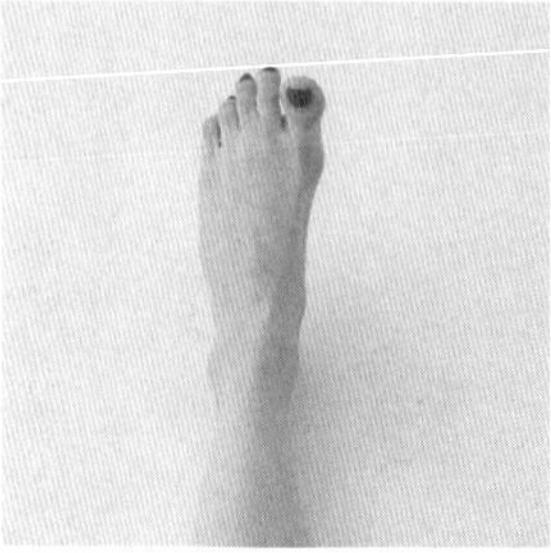

親指を反らせ、それ以外の4本の指を足裏側に折り曲げます。

[グー]

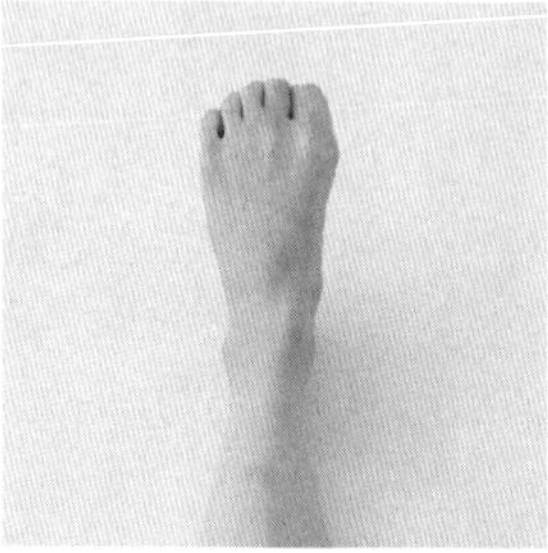

5本の指を足裏側に折り曲げます。

[逆チョキ]

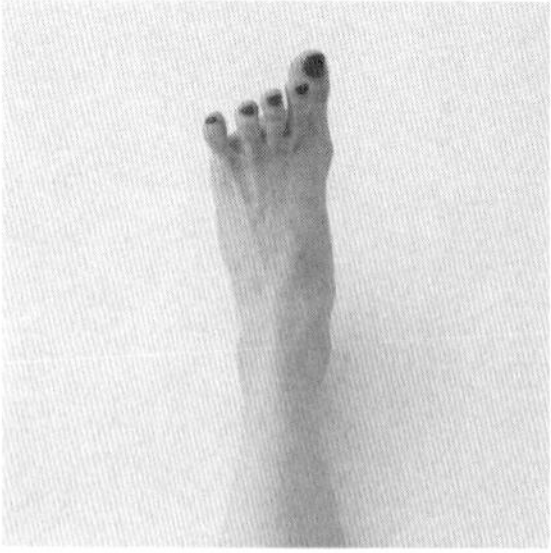

親指を足裏側に、それ以外の4本の指を反らせます。

[パー]

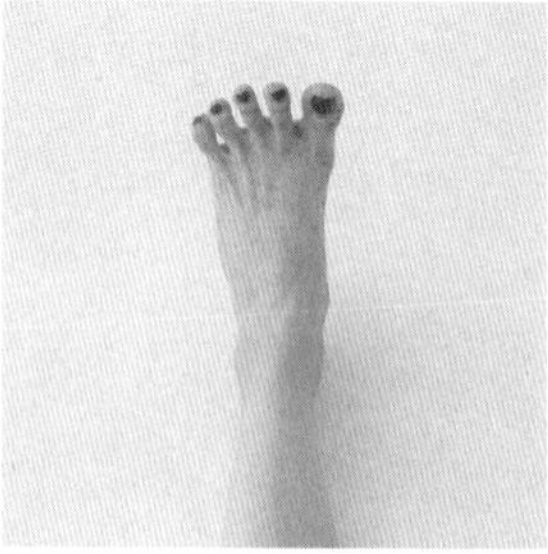

5本の指を力いっぱい開きます。

美脚をつくるマッサージ

最後にご紹介するのは、足の甲、くるぶし、ひざをほぐし、血液やリンパの流れを促すマッサージです。

足は、血液やリンパの折り返し地点です。動脈を通って流れてきた血液は、つま先まできて、静脈を通って心臓に戻っていきます。だから、足が動かないと、体液の循環が悪くなってしまうのです。硬くなりがちな足の甲をほぐし、足の動きをよくすることが、循環をよくする第一歩です。

次に行うくるぶしも、リンパや血液の流れが滞りやすいところ。リンパや血液が滞ると代謝が悪くなって、セルライトがつきやすくなります。一度セルライトができると、そのセルライトがさらに血液の流れを邪魔するので、足首はもっと太くなります。

続いてはひざです。ひざは表も裏もリンパの流れが悪くなりやすいので、関節まわりだけでなく、ひざの裏も忘れずにマッサージしましょう。

甲マッサージ

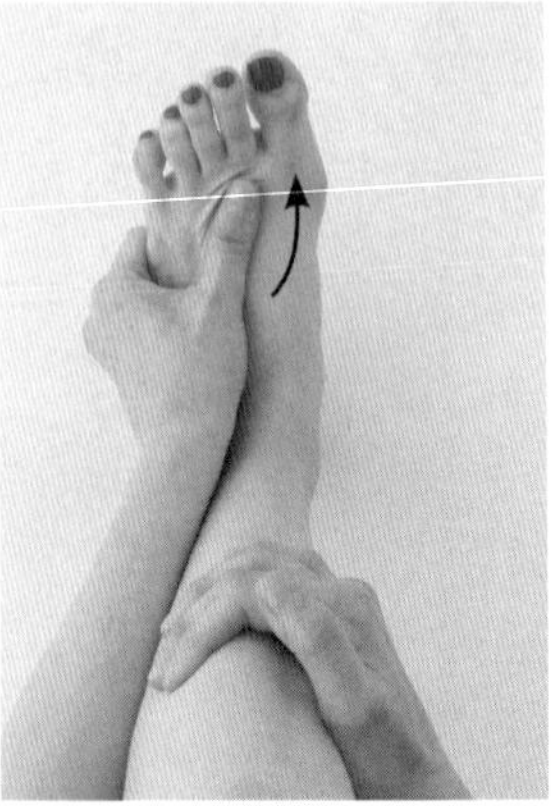

左右の手を入れ替え、今度は足の甲を内側から外側に向かって円を描くようにクルクルします。

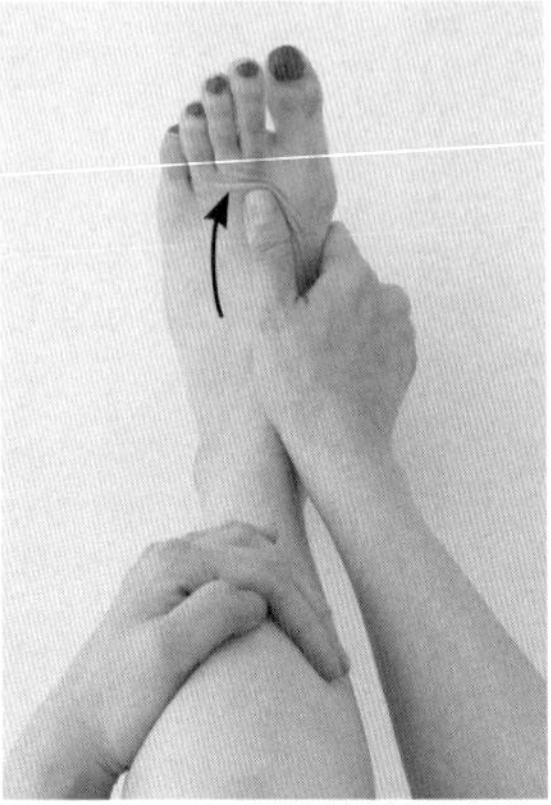

マッサージをする足とは反対側の手の親指の腹で、足の甲を外側から内側にクルクル。

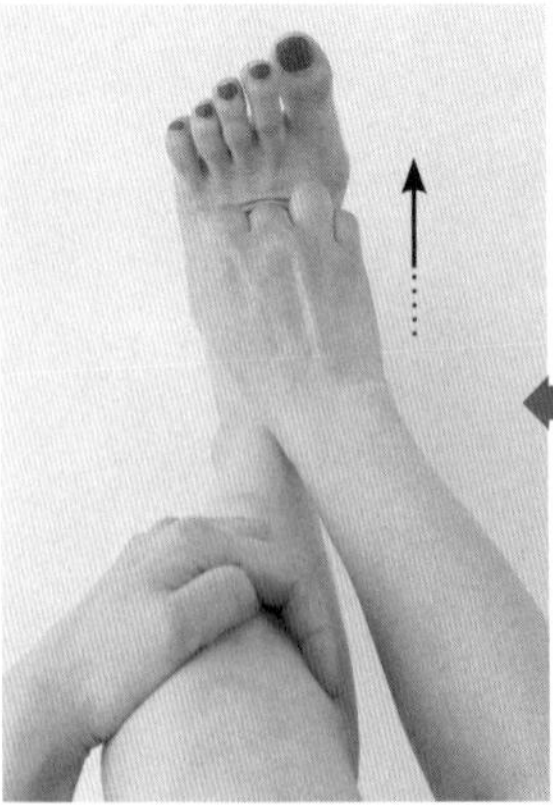

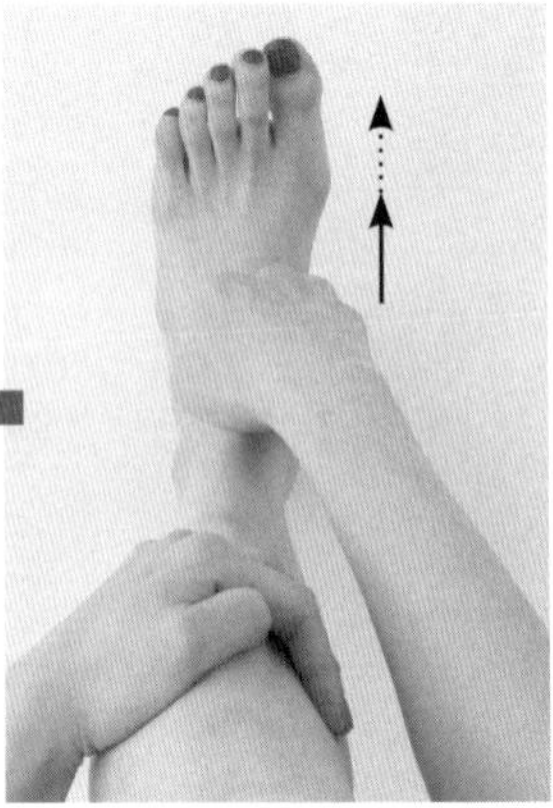

マッサージする足とは反対側の手をげんこつにして、上から下へグリグリとえぐるようにマッサージします。反対側の足も行いましょう。

くるぶしマッサージ

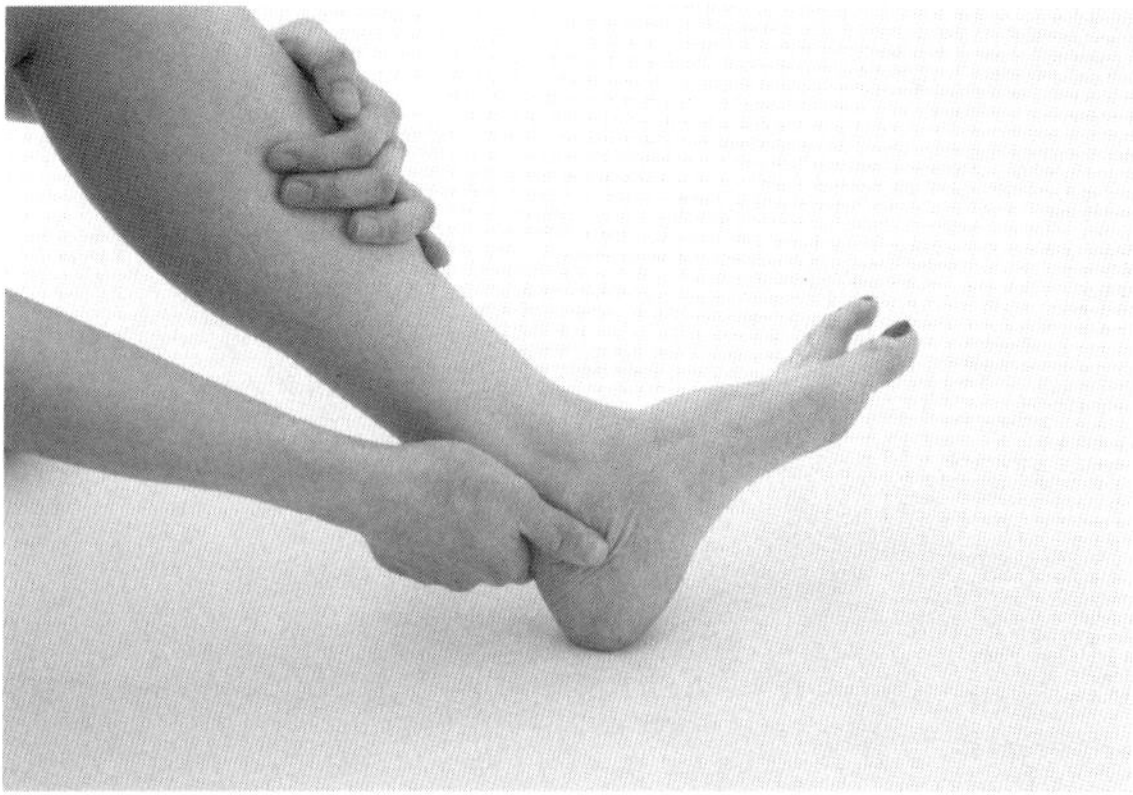

マッサージをする足とは反対側の手の親指を内くるぶしの端にあてます。

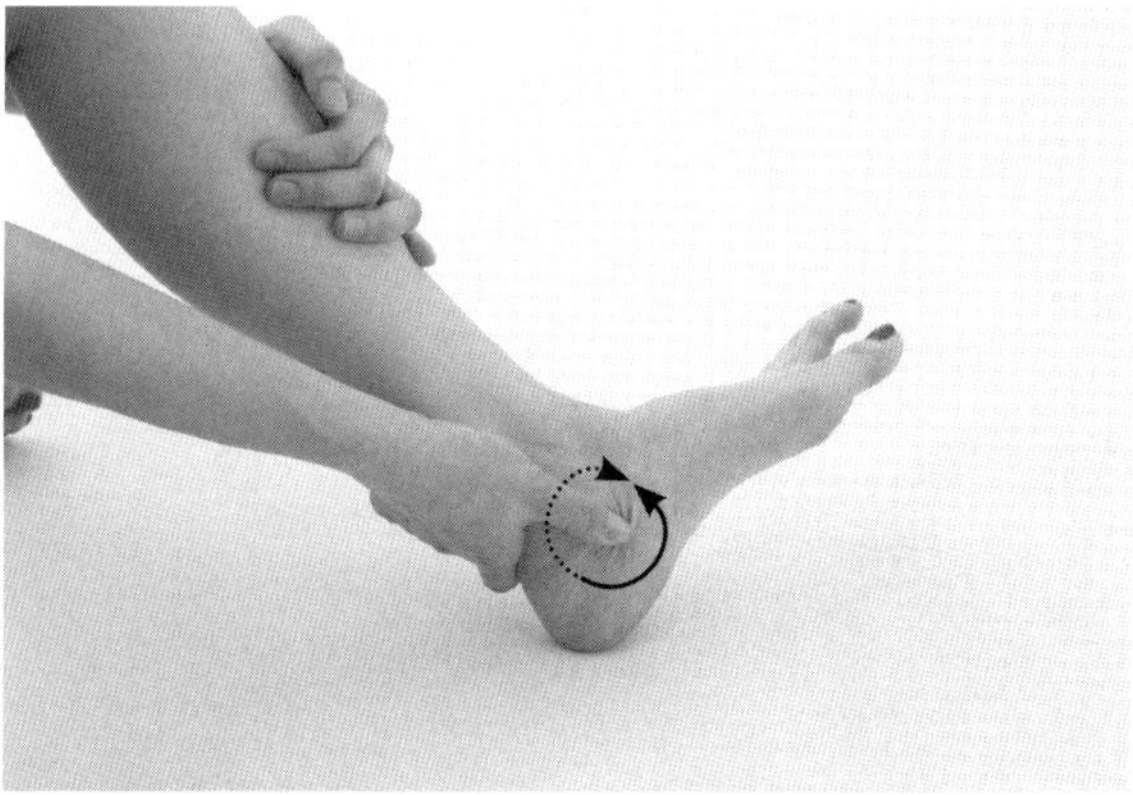

そのまま、くるぶしが浮き出るように、骨のまわりに指を沿わせて4周ほどくるりとマッサージします。

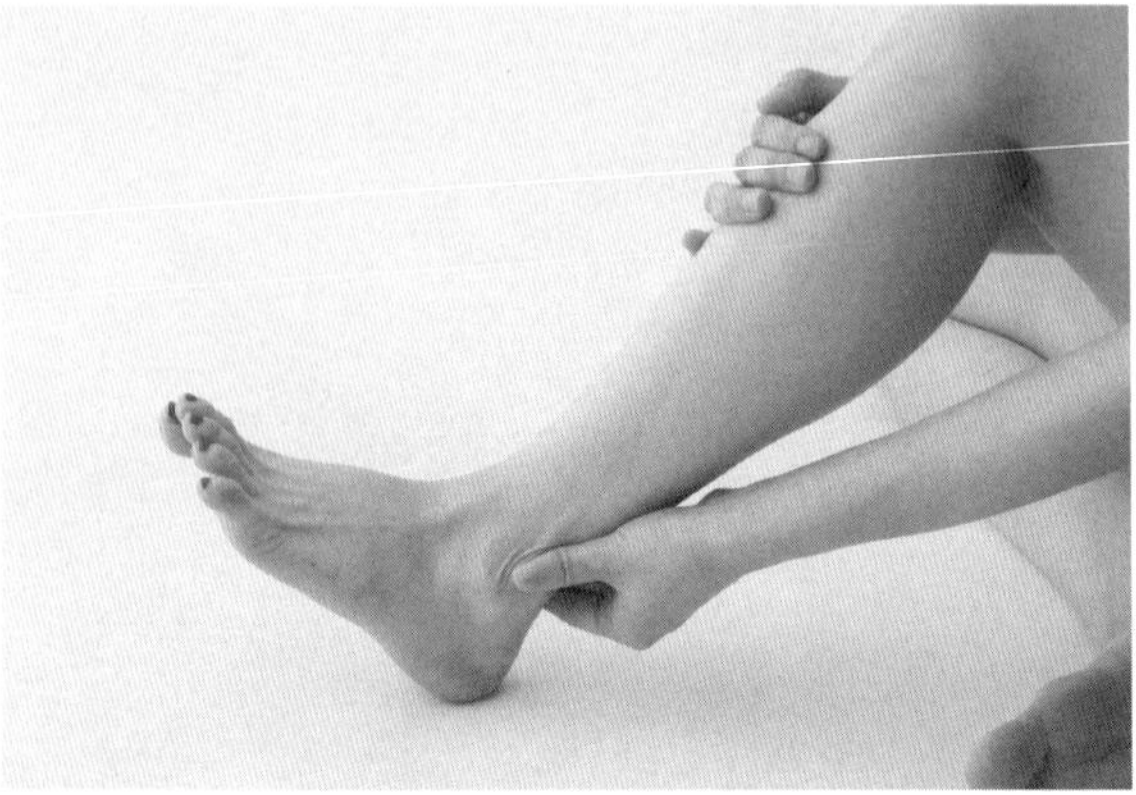

マッサージをする足の側の手の親指を外くるぶしの端にあてます。

↓

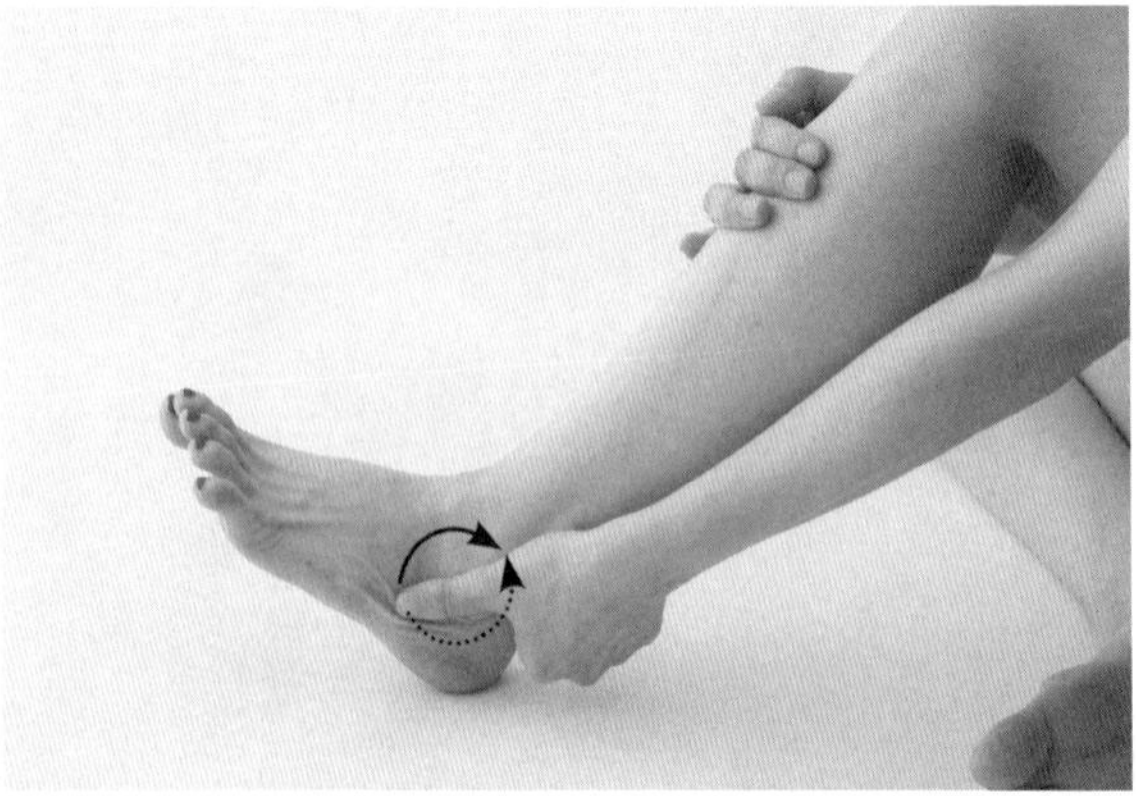

そのまま、くるぶしが浮き出るように、骨のまわりに指を沿わせて4周ほどくるりとマッサージします。反対側の足の内くるぶしと外くるぶしも同様にマッサージします。

ひざマッサージ

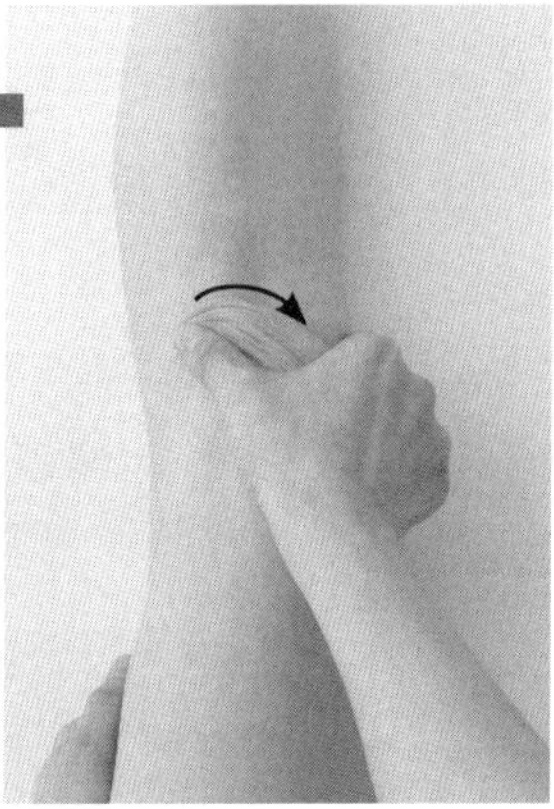

脚を伸ばして座り、親指をひざのお皿の下にあて、骨が浮き出るようにマッサージ。左右の親指で交互に。

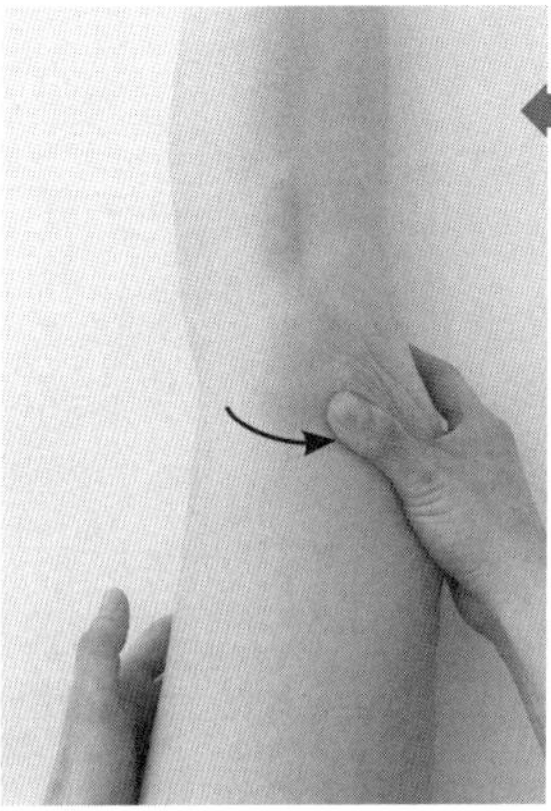

次はひざのお皿の上を同様にマッサージ。

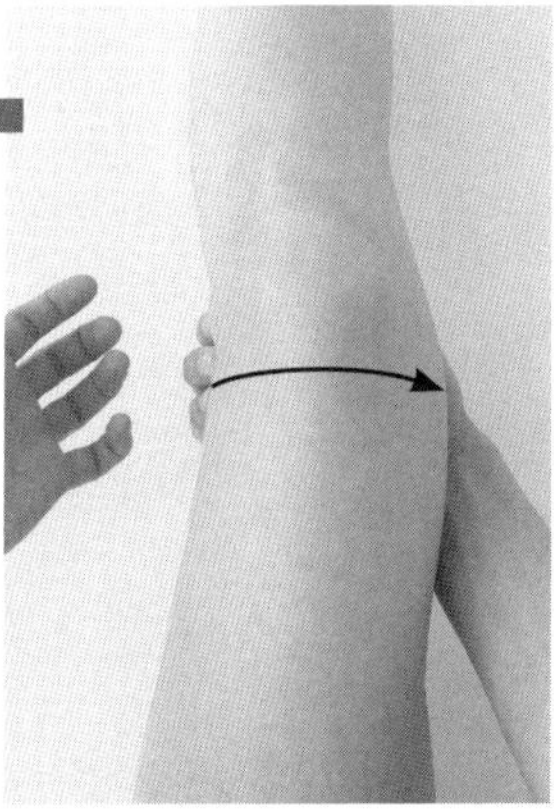

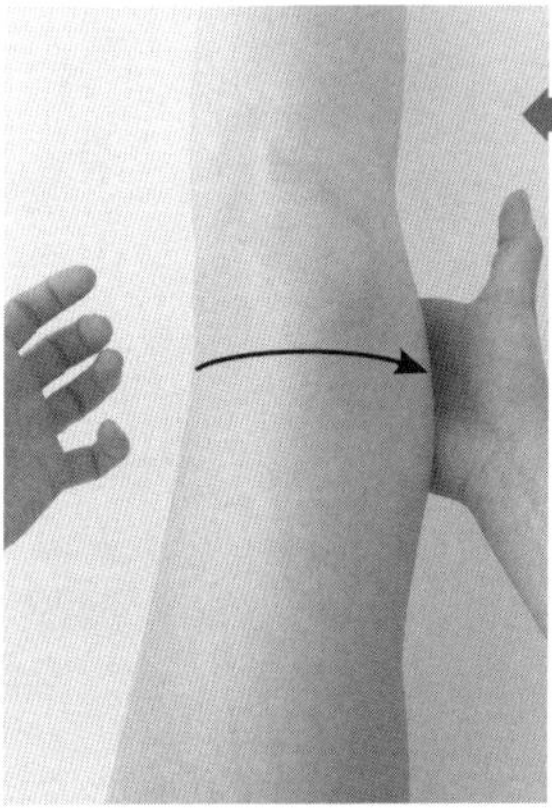

今度はひざの裏。左右の親指以外の4本の指で内側から外側へ、外側から内側へ引くようにして、左右交互にマッサージします。

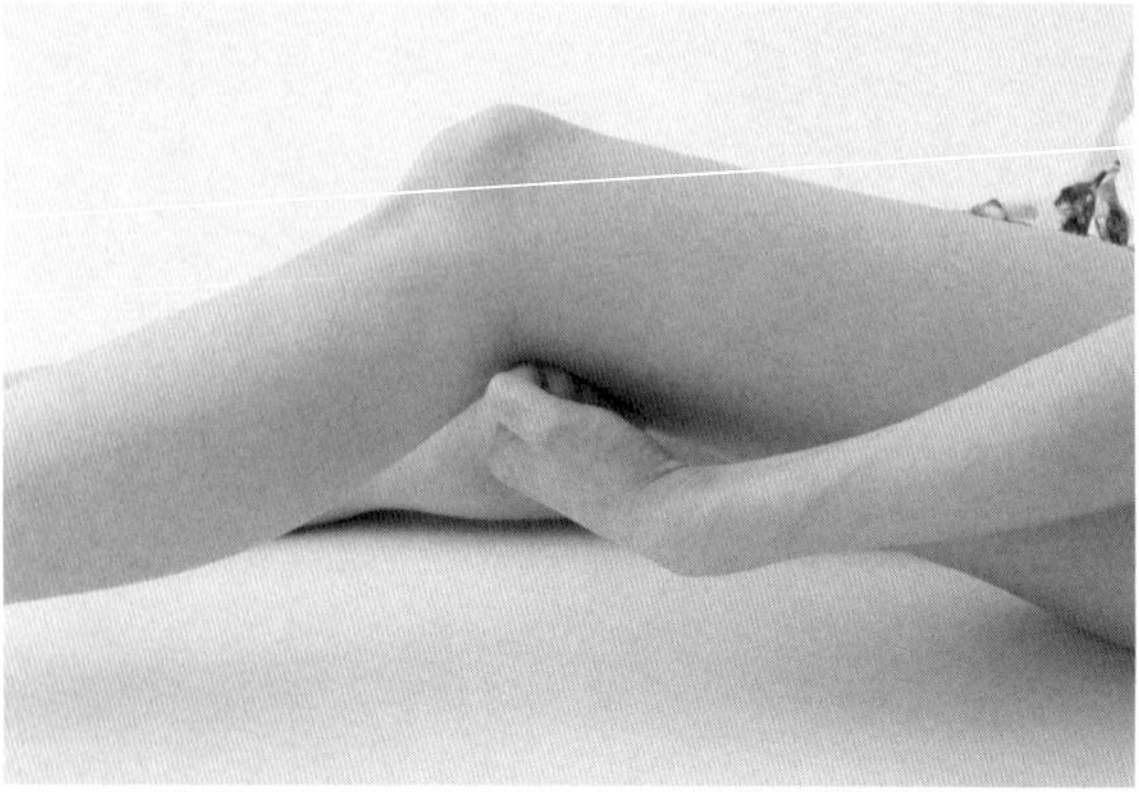

片ひざを少し立て、げんこつにした手をひざ裏にあてます。

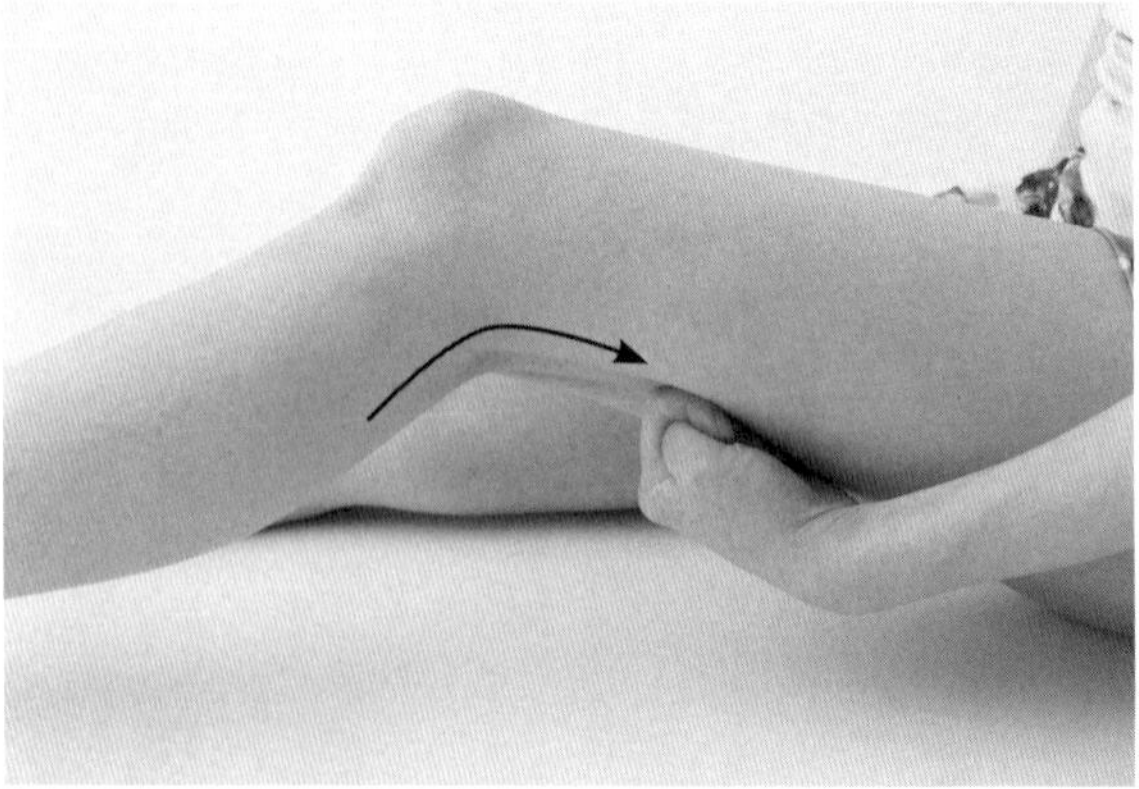

手首のスナップを利かせて、げんこつの第二関節で下から上へグリグリとマッサージします。

5章

美脚になった体験談――人生が変わった！

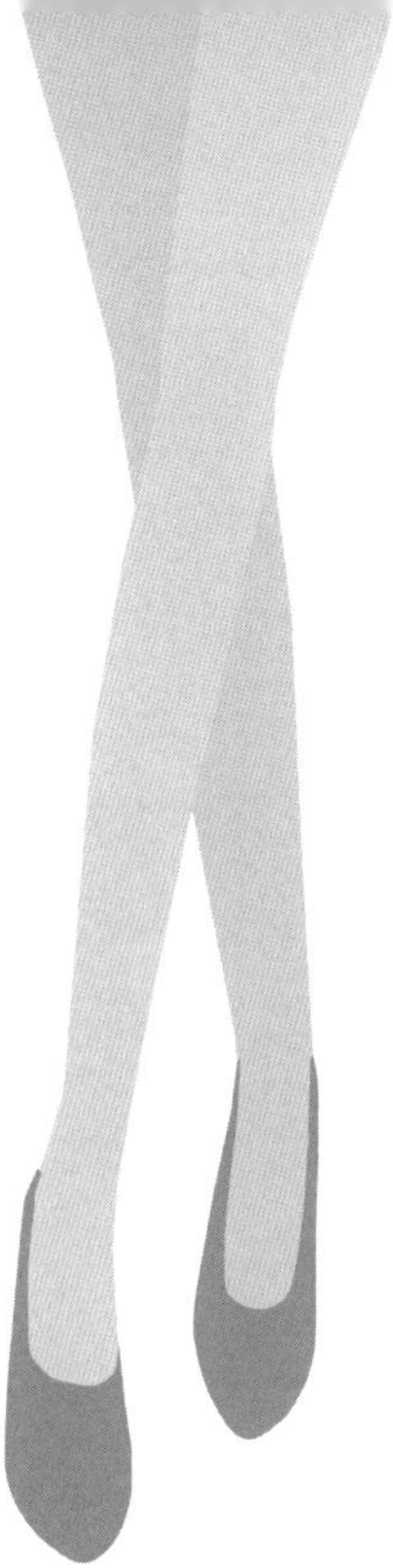

たった2カ月で、ウエストが8センチ、アンダーバストが10センチ減って、夢が近づいた！

私には小さいころからの夢があり、その夢を叶えるために、歌やピアノ、バレエやダンスなどできるかぎりのレッスンを続けてきました。そしてある有名な先生にひとつだけアドバイスされたことが、脚から腰まわりの下半身太りの体型でした。

そこで、母が本を呼んで知った南先生にお会いしてみることになりました。

南先生からは、下半身やせのエクササイズを教えていただき、学校の授業中でも実行したおかげか、脚が真っ直ぐに直り、ひざ下がつくようになってきました。

ウエストは66センチから58センチに、太ももは53・2センチから48・1センチに、足首も細くなりました。たった2カ月で食事も我慢せずにこんなにやせてきて、驚きです。南先生からは「まだまだ途中なので頑張りましょうね」と励まされながら、やせてくるのを鏡でチェックするのが楽しみな毎日です。

before

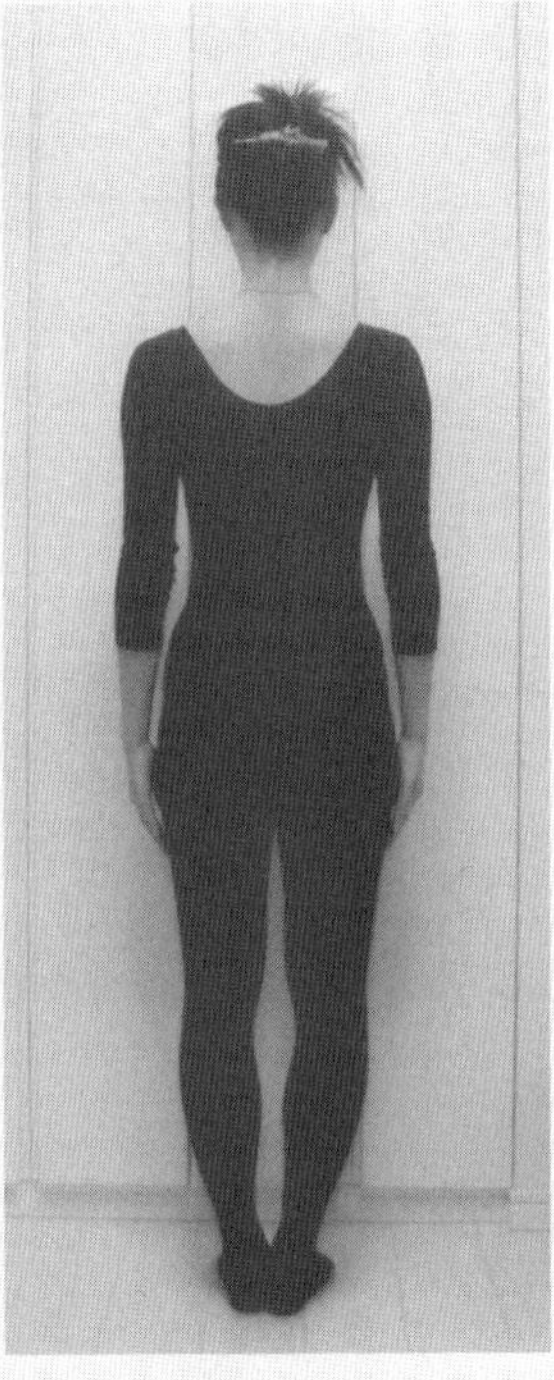

after

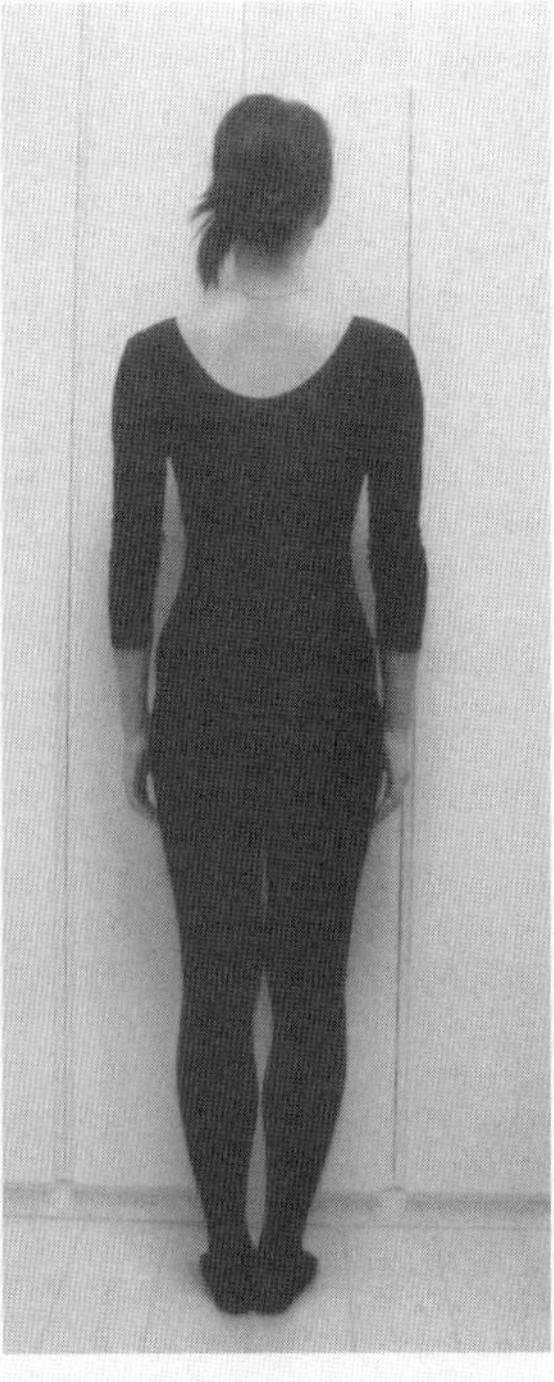

data

今村あずささん(仮名)
17歳/学生

ウエスト:66cm→58cm
アンダーバスト:82.5cm→72.5cm
下　腹:85.5cm→78cm
太もも:53.2cm→48.1cm
ヒップ:98.3cm→94.5cm

体のだるさがとれてO脚が直り、ネガティブな感情がなくなった！

仕事と家事の両立で結婚生活に疲れ、体もだるく離婚を考える毎日でした。そんなとき雑誌で南先生を知り、気持ちを切り替えようとカウンセリングを受けたのです。

先生はいろいろと話を聞いてくれ「だるさも顔の歪みも全身の歪みが原因です。あなたの場合はO脚が気になります。今まで本当に大変でしたね」と言ってくれました。全身の血液とリンパの流れが悪く、体中の関節がつまってまわりが硬くなっていると指摘され、とにかく教わったエクササイズをやってみることにしました。

3カ月後、私の体はすっかり変わっていました。いかり肩がなで肩に、胸が高くなってウエストも7センチ減り、脚もつくようになり、顔のエラ張りもとれて顔が小さくなりました。家事と仕事を両立できなくて夫に悪いという思いも消え、離婚という考えはなくなりました。今では家事も楽しくできるようになり本当に感謝しています。

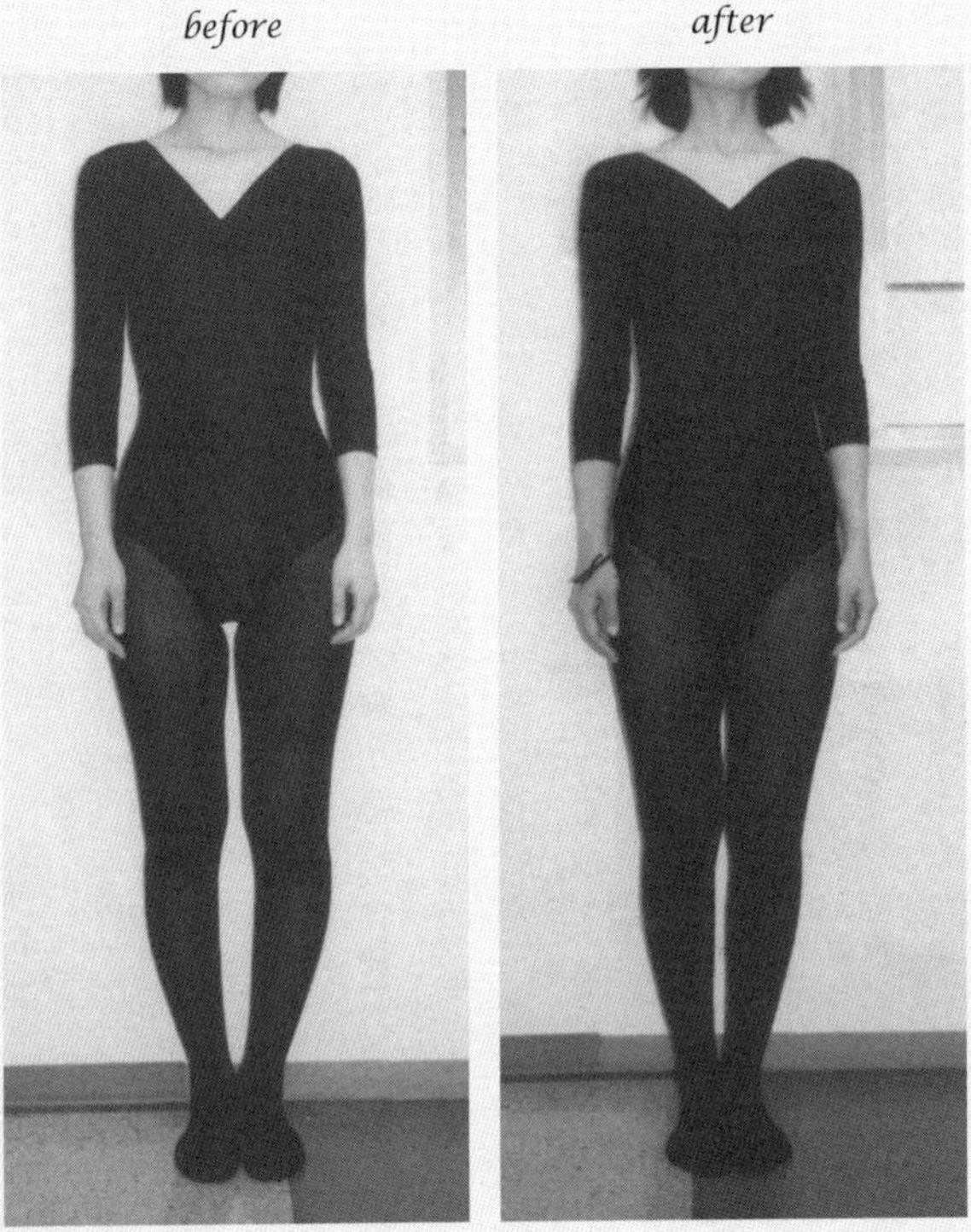

data

川辺さゆりさん(仮名)
30歳/会社員

ウエスト:72cm→63.5cm
アンダーバスト:78cm→74.1cm
下　腹:92cm→83cm
太もも:54.5cm→49.3cm
ヒップ:93.6cm→89.2cm

ウエストに見違えるほどのくびれができ、丸みのあるボディになった！

姿勢をよくしたい、スタイルアップしたいと思い、南先生のサロンに伺いました。脚の曲がりや肩こり・腰痛だけでなく、色黒な艶のない肌や冷え性も、体が歪んで関節がつまっているのが原因と説明を受け、まず股関節を整えることから始めました。

私は、ヒールの高い靴が大好きです。でも、先生に教えられ、脚の筋肉が正しく鍛えられていないのに我慢して履いていることが、ひざが曲がり前のめりの姿勢になり、太ももが前に張り出して脚が歪む原因になっていることを知りました。

そこでアドバイスどおりに、高いヒールはなるべく短時間にするなど、生活習慣も変えるように努力しました。すると、徐々に全身の角張ったボディラインが変わってきたのです。その変化をスマホで撮り、友人や家族に見せると、ウエストにくびれができていることに驚かれたほど。体型の変化を見るのが嬉しくてずっと続けています。

before

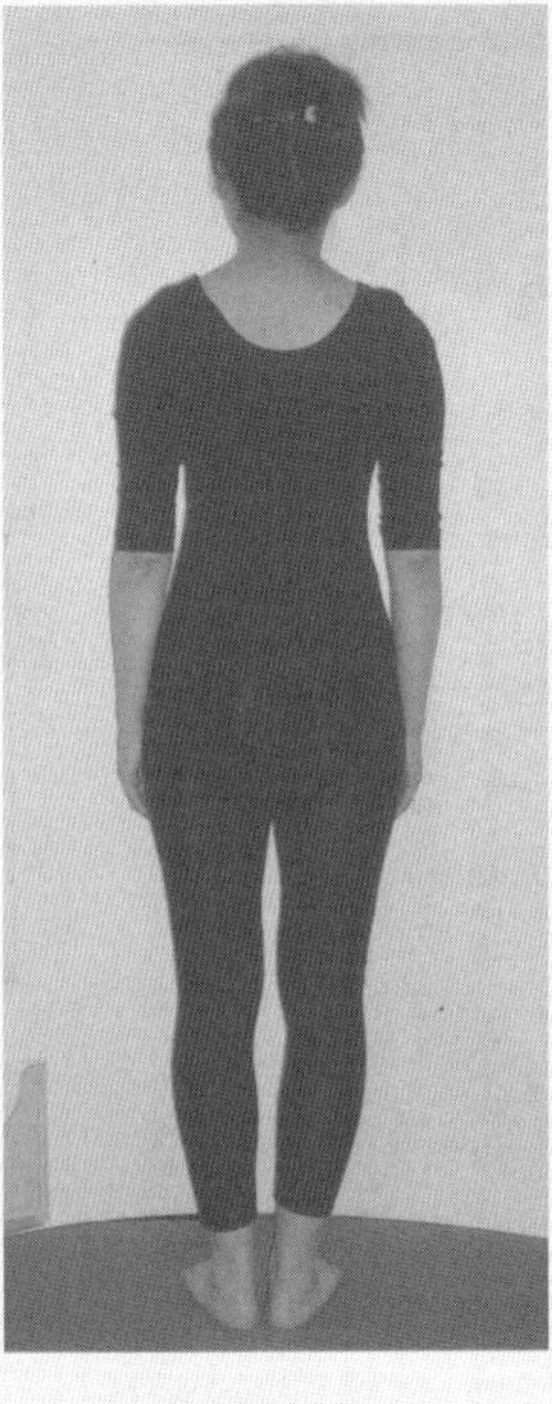

after

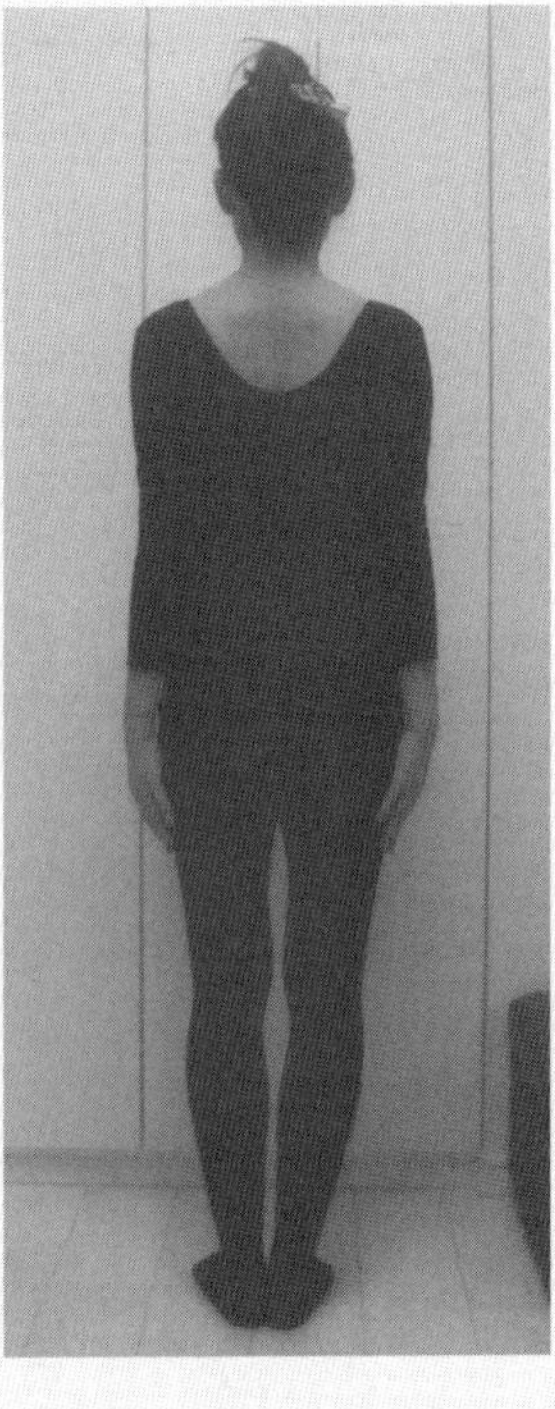

data

後藤佳子さん（仮名）
38歳／会社員

ウエスト：67.5cm→59cm
アンダーバスト：76.5cm→72.3cm
下　腹：86cm→78.2cm
太もも：51.2cm→47.7cm
ヒップ：88cm→87.5cm

人生の活動源として

いま要求される新しい気運は、最も現実的な生々しい時代に吐息する大衆の活力と活動源である。

文明はすべてを合理化し、自主的精神はますます衰退に瀕し、自由は奪われようとしている今日、プレイブックスに課せられた役割と必要は広く新鮮な願いとなろう。

いわゆる知識人にもとめる書物は数多く窺うまでもない。

本刊行は、在来の観念類型を打破し、謂わば現代生活の機能に即する潤滑油として、逞しい生命を吹込もうとするものである。

われわれの現状は、埃りと騒音に紛れ、雑踏に苛まれ、あくせく追われる仕事に、日々の不安は健全な精神生活を妨げる圧迫感となり、まさに現実はストレス症状を呈している。

プレイブックスは、それらすべてのうっ積を吹きとばし、自由闊達な活動力を培養し、勇気と自信を生みだす最も楽しいシリーズたらんことを、われわれは鋭意貫かんとするものである。

―創始者のことば―　小澤和一

著者紹介

南 雅子〈みなみ まさこ〉

1949年北海道生まれ。整体エステ「ガイア」主宰。エステティシャンとして活躍後、「美しい髪と肌は体の健康あってこそつくられ、美容と健康はイコールの関係」と一念発起し、カイロプラクティック・整体師の資格を取得。現在、オリジナルに開発した「姿勢矯正」や「ストレッチ」など健康で機能的な身体づくりのための施術・指導を行っている。12万人以上を変えた実績と3カ月で完璧に身体を仕上げるプログラムは各業界からつねに高い評価を得ている。整体エステ協会を設立し、エクササイズスクールを開講。プロ育成なども手掛ける。著書に『股関節1分ダイエット』『小顔のしくみ』『背が高くなる椎関節ストレッチ』(小社)など多数。

美《び》脚《きゃく》のしくみ
脚《あし》が細《ほそ》く長《なが》くなる股関節《こかんせつ》の整《ととの》え方《かた》

青春新書 PLAYBOOKS

2016年 8 月20日 第 1 刷

著 者 南《みなみ》 雅子《まさこ》

発行者 小澤源太郎

責任編集 株式会社プライム涌光

電話 編集部 03(3203)2850

発行所 東京都新宿区若松町12番1号 〒162-0056 株式会社青春出版社

電話 営業部 03(3207)1916 振替番号 00190-7-98602

印刷・図書印刷 製本・フォーネット社

ISBN978-4-413-21067-6